DES

LYMPHANGITES DE LA VERGE

D'ORIGINE VÉNÉRIENNE

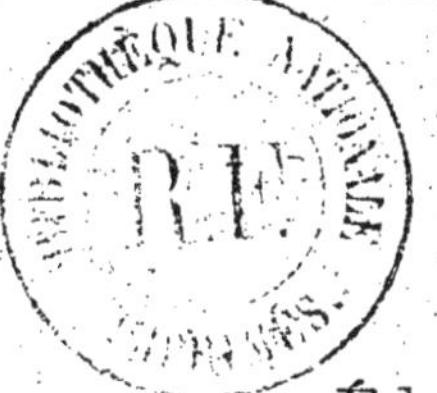

PAR

Édouard BILLET,
Docteur en médecine de la Faculté de Paris.

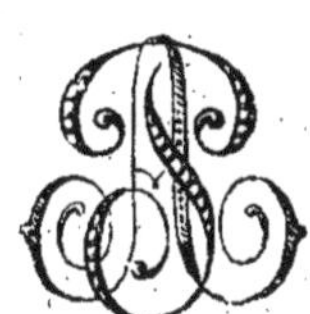

PARIS
A. PARENT, IMPRIMEUR DE LA FACULTE DE MEDECINE
RUE MONSIEUR-LE-PRINCE, 29-31

1877

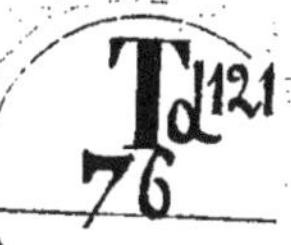

DES

LYMPHANGITES DE LA VERGE

D'ORIGINE VÉNÉRIENNE

PAR

Édouard BILLET,

Docteur en médecine de la Faculté de Paris.

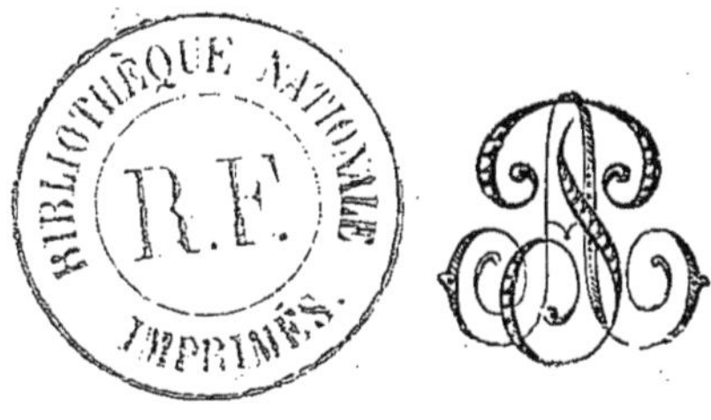

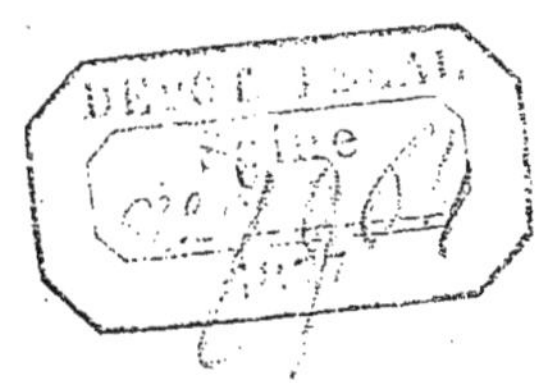

PARIS

A PARENT, IMPRIMEUR DE LA FACULTE DE MEDECINE

RUE MONSIEUR-LE-PRINCE, 29-31

1877

A MES PARENTS

A MES MAITRES DES HOPITAUX DE LYON
ET DE PARIS

A MES AMIS

A M. LE Dr GUYENOT

Médecin des hôpitaux de Lyon

A MON PRÉSIDENT DE THÈSE

M. LE PROFESSEUR GUYON

A M. LE Dr HORTELOUP

Chirurgien de l'hôpital du Midi

DES

LYMPHANGITES DE LA VERGE

D'ORIGINE VÉNÉRIENNE

INTRODUCTION.

La classe des lymphangites vénériennes présente quatre variétés à étudier :

En premier lieu, l'inflammation peut ne reconnaître pour cause qu'une fatigue excessive de l'organe génital; cette fatigue venant, comme nous en rapporterons plus loin deux cas, soit de ce que l'individu se masturbât d'une façon inconsidérée, soit de ce qu'il pratiquât le coït à l'excès, soit de toute autre cause vénérienne analogue.

A côté se place naturellement la lymphite blennorrhagique, parce qu'elle est, comme la précédente, purement inflammatoire. « En effet, dit M. Rollet, le muco-pus blennorrhagique ne pénètre pas dans la circulation, et n'a aucune action spécifique sur les vaisseaux et les glandes lymphatiques, organes qui ne s'enflamment dans la blennorrhagie que de proche en proche ou par sympathie. »

« Le pus du chancre simple pénètre, au contraire,

assez souvent dans les voies lymphatiques. » De là, l'allure toute particulière de ces lymphangites dites chancreuses ; de là aussi, un groupe naturel à former.

Enfin, lorsque le chancre est syphilitique, il y a absorption du virus par les vaisseaux lymphatiques, ce qui occasionne parfois, non pas une inflammation franche de ces vaisseaux (si toutefois il n'y a pas eu irritation consécutive du côté de l'ulcère, qui a marqué le point de départ de la lymphangite), mais un engorgement caractéristique indolent comme l'adénopathie inguinale.

Nous diviserons donc notre sujet en quatre chapitres que nous intitulerons ainsi :

1° De la lymphangite inflammatoire simple ;

2° De la lymphangite blennorrhagique ;

3° De la lymphangite symptomatique du chancre simple ;

4° De la lymphangite syphilitique.

Dans ce travail, nous avons fait tous nos efforts pour réunir ce qui avait été écrit sur la question, et nous avons puisé à toutes les sources. Nous n'avons eu aucun scrupule à faire de larges emprunts aux syphiligraphes éminents qui ont traité ce sujet. Souvent, nous les avons cités textuellement, pensant avec raison qu'il serait tout au moins présomptueux de notre part de vouloir dire aussi bien qu'eux. Au petit nombre d'observations personnelles que nous avons pu recueillir, nous joignons celles que nos amis ont bien voulu nous commnniquer, et celles que nous avons pu trouver en parcourant les auteurs.

Que M. le Dr Horteloup, qui a eu l'extrême obligeance de nous guider dans ce travail, et dont les conseils nous ont été si utiles, pour ne pas dire indispensables, veuille bien accepter nos remercîments comme un faible témoignage de reconnaissance.

QUELQUES MOTS SUR LES LYMPHATIQUES DE LA VERGE.

Nous n'avons pas cru devoir faire complètement et en détail, l'anatomie descriptive des lymphatiques de la verge, cette étude nous entraînant trop loin, et nous faisant dépasser les limites que nous avons dû nous imposer. D'ailleurs, un simple résumé suffira largement pour les besoins de la cause.

Le pénis donne naissance à des vaisseaux lymphatiques : 1° par l'urèthre, 2° par le gland, 3° par les téguments.

Les lymphatiques de l'urèthre cheminent dans toute l'étendue du tissu sous-muqueux et forment un réseau d'une grande richesse, à mailles allongées et à branches variqueuses. Belajeff fait remarquer que quelques lymphatiques de la muqueuse uréthrale vont jusqu'à la superficie même de celle-ci, de manière à toucher les cellules épithéliales polyédriques dans l'intervalle des papilles à leur base.

« Le réseau de l'urèthre, dit M. Sappey, diffère de ceux qu'on observe sur toutes les autres muqueuses par les dimensions souvent considérables des vaisseaux qui le composent, dimensions qui égalent et dépassent quelquefois celles des troncs situés sur le dos de la verge. Le dessin qu'en a donné Panizza est extrêmement exact. Cependant, il n'est pas très-rare de voir ces vaisseaux revêtir une ténuité capillaire. »

Le réseau de la muqueuse uréthrate donne naissance à deux troncs qui traversent les parois de l'urèthre au niveau du frein de la verge, pour communiquer avec les lymphatiques du gland.

Ces derniers, après avoir couvert de leurs plexus la totalité de la surface de cet organe érectile, forment plusieurs branches qui convergent toutes vers le frein de la verge afin de se réunir aux vaisseaux venus de l'urèthre. De cette réunion résulte un ensemble de troncs qui contournent la base du gland, et l'entourent d'un anneau complet. De cet anneau partent les lymphatiques du dos de la verge, dans lesquels viennent se rendre les absorbants du prépuce et des téguments.

Les vaisseaux blancs de l'enveloppe tégumentaire, couvrent aussi toute la surface de la verge, mais c'est surtout vers le prépuce qu'ils sont abondants. A sa surface soit interne, soit externe, ils forment un réseau qui se continue par les troncs qui entourent la couronne du gland. Ceux des autres parties de la verge se terminent dans les lymphatiques de la face dorsale.

En résumé, tous les lymphatiques de la verge, qu'ils proviennent de l'urèthre, du gland ou des téguments, viennent aboutir à un ou deux troncs situés sur la face supérieure du pénis, parallèlement à la veine dorsale. Ces troncs, parvenus au niveau du ligament suspenseur, se divisent le plus souvent pour se jeter à droite ou à gauche dans les ganglions situés à la partie supérieure et interne du pli de l'aine.

CHAPITRE PREMIER

DE LA LYMPHANGITE INFLAMMATOIRE SIMPLE

Obs. I. — Recueillie dans le service de M. Simonet, et due à l'obligeance de M. le Dr Arnoult.

C. Emile, âgé de 20 ans, mécanicien, entre à l'hôpital du Midi le 29 juin 1876 (lit 12, salle 1). C'est un tempérament mou et lymphatique. Il a eu, pendant sa jeunesse, des *glandes* au cou. Les ganglions sous-maxillaires et inguinaux sont aujourd'hui encore assez développés. Il n'a jamais eu la chaudepisse non plus que la vérole, et l'affection qui l'amène à l'hôpital est le premier accident vénérien qu'il ait eu jusqu'à ce jour.

Il présente sur le milieu de la face dorsale de la verge une petite tumeur du volume environ d'une demi grosse guigne. Cette tumeur qui a évolué en cinq ou six jours, serait venu à la suite de fréquentes masturbations. La peau, à son niveau, est à peine teintée par une légère coloration rose ; elle n'offre ni chaleur, ni battements, et l'indolence est presque complète. Par la palpation, on perçoit la sensation d'une tumeur assez molle, surtout au centre. A la base de la tumeur et sur sa périphérie, elle semble formée de gros cordons enroulés qui paraissent se continuer avec les lymphatiques de la verge, eux-mêmes plus volumineux qu'à l'état normal. Les ganglions inguinaux ne sont que moyennement développés ; ils sont mous, indolents. Le malade urine bien, sans difficulté et sans douleur, et ne présente aucune trace d'écoulement uréthral.

Durant huit ou dix jours, la tumeur change à peine de caractères physiques, cependant elle semble se ramollir de plus en plus au centre. Vers le quinzième jour, la tumeur s'enflamme légèrement, et le seizième jour une ponction par le bistouri donne issue à quelques grammes d'un pus séreux, très-liquide, à peine teinté par quelques filets de sang. Cataplasmes.

Durant les huit jours suivants, la tumeur s'affaisse, et, par les lèvres de l'incision, s'écoule un liquide clair, filant, transparent. Les lymphatiques de la verge paraissent moins volumineux. Enfin le vingt-huitième jour après son entrée, la tumeur a diminué des trois-quarts. Il existe encore un petit orifice par où s'échappe un peu de liquide clair. Sur sa demande le malade sort de l'hôpital.

Obs. II. — Due à l'obligeance de M. Ozenne, interne des hôpitaux. — *Lymphangite ulcérée de la face dorsale de la verge.*

M. X..., âgé de 20 ans, étudiant en médecine. Tempérament lymphatique. Rhumatisme musculaire. Pas de blennorrhagie Pas de syphilis.

Vers la fin de décembre 1871, quinze jours environ après le dernier coït, qui paraît être la seule cause imputable, apparition sur la face dorsale du prépuce à un centimètre du limbe, d'une petite grosseur, dure, indolente et faisant corps avec la peau.

Trois jours après, soulèvement de l'épiderme, formation d'une vésicule dont la rupture laisse écouler un liquide blanchâtre : ulcération du derme.

Dix jours après le début, on note une ulcération de quatre à cinq millimètres d'étendue, peu profonde, à fond rougeâtre, douloureuse spontanément et à la pression. Sur un côté de cet ulcère duquel s'écoule de temps en temps une goutte d'un liquide blanc, légèrement trouble, induration douloureuse en forme de demi-anneau et se prolongeant, en s'effilant, vers la racine de la verge, dans une étendue de un à deux centimètres. Saisi entre les doigts, ce prolongement induré est facilement isolé et donne la sensation d'un vaisseau lymphatique épaissi.

Pas d'engorgement ganglionnaire de l'aîne.

Le diagnostic porté par M. Labbé, chirurgien des hôpitaux, est : *Lymphangite ulcérée de la face dorsale de la verge.*

Pendant un mois, traitement par cataplasmes, puis vin aromatique, eau alcoolisée et plusieurs cautérisations au nitrate d'argent. — Point d'amélioration,

Cautérisation avec perchlorure de fer. — Cicatrisation deux mois environ après le début.

Persistance de la cicatrice durant une année, pendant laquelle l'induration du lymphatique diminue mais ne disparaît pas complètement; puis à l'occasion d'une blennorrhagie, l'induration s'accroît, la cicatrice tombe, l'écoulement reparaît sans accompagnement d'aucun phénomène douloureux. Un fil d'argent introduit dans l'axe du lymphatique, pénètre à quelque distance.

L'emploi du perchlorure de fer, du nitrate d'argent, de la teinture d'iode diluée, ne peut tarir la fistule. Une application de teinture d'iode pure donne lieu à un abcès qui, ouvert par la lancette, guérit promptement, et est suivi d'une cicatrice qui persiste pendant un certain nombre de mois.

Durant ce laps de temps, l'induration ne disparaît pas et conserve à peu près le même volume.

Près de trois ans après l'origine de cette lymphangite, sous l'influence d'une deuxième blennorrhagie, nouvelle destruction de la cicatrice, et retour des mêmes accidents. Différents résolutifs sont employés sans succès ; et même l'un d'eux, l'onguent napolitain, a pour effet d'augmenter la sécrétion lymphatique.

Plusieurs caustiques sont mis en usage, et un seul, la cautérisation avec un stylet rougi, parvient à amener la cicatrisation.

Jusqu'à ce jour, il n'y a pas eu de rédidive, la cicatrice paraît assez solide, mais l'induration du lymphatique est encore nettement perçue

Ces deux observatians nous ont paru intéressantes à plus d'un titre, car, dans les deux cas, une fistule lymphatique s'établit sur le trajet des vaisseaux absorbants du dos de la verge. Quoique l'analyse du liquide qui s'écoule par le trajet fistuleux n'ait pas été faite, le siége de la lésion, la perception d'un vaisseau engorgé, l'écoulement persistant de ce liquide séreux, d'un aspect tantôt clair, tantôt laiteux, ne permettent pas le doute sur la nature lymphatique de la fistule. Ce sont les seules observations de fistules lymphatiques consécutives à une lymphite du dos de la verge, survenue sans lésions apparentes des organes génitaux, que nous connaissions. Nous savons bien que des fistules ayant le même siége ont été signalées par Vacca Berlinghieri, Ricord et Bassereau; mais elles étaient survenues à la suite d'angioleucite syphilitique pendant l'évolution du chancre induré. Nous n'ignorons pas qu'on les a observées sur d'autres parties du corps et depuis longtemps. Ainsi Muys, dans un ouvrage intitulé : *Praxis medico chirurgica rationalis* (1695), donne une observation intitulée : *De vulnere vasculi lymphatici*, dont voici un passage : « Juvenis vigenti quatuor annorum sinistri pedis malleolo externo inflexit vulnusculum valde parvum, et quo nihilominus quotidie ingens aquæ limpidæ copia sine dolore profluebat;

unde conjecturam feci illic vasculum lymphaticum sauciatum esse, quare ægroto prædixi hanc plagam, licet exiguam, tardioris esse medelæ. » Nück, Van Svieten, Haller, Assalini, Müller, Marchand et Colberg, Michel (de Strasbourg), Monod et Binet, ont observé des faits de ce genre. Toutes ces fistules étaient situées au niveau des malléoles, du pied ou du coude. Binet attribuait l'établissement de la fistule à la dilatation variqueuse des vaisseaux lymphatiques, à la constitution scrofuleuse de l'individu observé, et au peu de tendance de ces vaisseaux à l'inflammation adhésive. Nous ne saurions rien affirmer en ce sens. Nous trouvons relaté dans le *Progrès médical* une observation analogue de M. Terrillon. Il s'agit d'une femme qui a eu plusieurs poussées successives d'engioleucite à marche descendante, suivies de l'établissement de trois fistules sur le trajet des vaisseaux lymphatiques du bras. Dans ce dernier cas, l'analyse du liquide qui sortait du trajet fistuleux a été faite, et il a été reconnu que c'était bien de la lymphe. Un fait curieux à noter dans l'observation de M. Terrillon, c'est la guérison obtenue à la suite de la section accidentelle des vaisseaux lymphatiques afférents.

Ce qui nous a frappé dans les deux observations que nous rapportons, c'est, d'une part, la difficulté qu'on a éprouvée à obtenir la cicatrisation du trajet fistuleux, et, d'autre part, la facilité avec laquelle, la moindre cause irritante survenant, la cicatrice se détruisait pour donner lieu à une ulcération nouvelle. Tout cela est surtout évident dans l'observation II, le malade de l'observation I étant sorti avant sa guérison. Ainsi, après avoir suivi le traitement ordinaire : cataplasmes, vin aromatique, eau alcoolisée et plusieurs cautérisations au nitrate d'argent, ce n'est qu'au bout de deux mois que le malade voit enfin l'ulcération se cicatriser. Mais, un an après, sous l'influence d'une blennorrhagie, la cicatrice se détruit et l'écoulement séreux reparaît. On emploie le traitement qui avait réussi la première fois sans obtenir aucun résultat. Application de teinture d'iode pure, formation consécutive d'un abcès ouvert au bistouri ; guérison. Seconde blennorrhagie, destruction pour la seconde fois de la cicatrice et reproduction de la fistule : guérison avec le fer rouge.

Outre cette difficulté à obtenir la guérison, et cette facilité avec laquelle la lésion se reproduit, il faut noter la marche essentiellement lente de cette affection. Au bout de plus d'un mois de séjour à l'hôpital, le premier malade sort sans être guéri, et ce n'est que trois ans après l'accident primitif que le second a vu s'établir une cicatrice définitive. Notons, pour terminer, que, dans les deux cas, l'engorgement du vaisseau lymphatique persistait encore, et que, dans l'observation II, les ganglions inguinaux n'ont jamais été pris.

Nous ne parlerons pas du diagnostic, qui n'offre aucune difficulté, et l'on voit que le pronostic n'est grave qu'en raison de la quantité de lymphe qui peut s'écouler, de la lenteur et de la difficulté de la guérison.

Quant au traitement, si l'on en croit l'observation II, on n'aurait pas de grands avantages à se servir de moyens peu énergiques. Il vaut mieux agir vigoureusement d'emblée, et cautériser avec le nitrate d'argent, le perchlorure de fer et, mieux encore, se servir du fer rouge, qui produira une inflammation adhésive assez forte pour que l'oblitération du trajet fistuleux en soit le résultat.

« Suivant Follin, on pourrait glisser au-dessous de la fistule une épingle sur laquelle on disposerait un fil comme dans la suture entortillée. On arriverait sans doute ainsi à comprendre dans la suture le lymphatique au-dessous de la plaie. S'il existait un ulcère fistuleux lymphatique, on le circonscrirait par deux incisions courbes pratiquées au-dessus et au-dessous de la plaie sans se confondre, et la circulation lymphatique se trouverait ainsi interceptée (Monod). On ne peut mentionner que pour mémoire la ligature des vaisseaux lymphatiques, conseillée par B. Bell. »

On vient de voir que les causes de l'inflammation des lymphatiques sont très-variées partout; mais pour la verge, il y en a qu'on ne retrouve pas ailleurs, ce sont celles qui reconnaissent pour cause, le coït, la masturbation, etc., etc.

Souvent, lorsqu'un malade se présente avec une lymphangite de la verge, ou avec une adénite inguinale, en cherchant avec soin, on finit par trouver une petite écorchure, une petite éraillure de l'épiderme, une piqûre, un bouton, une balano-posthite ou tout autre lésion dont la lymphite a été le résultat; cette lésion insignifiante pour le patient n'a nullement attiré son attention. Dans ce cas, l'épiderme enlevé, les réseaux lymphatiques ont été directement irrités, et, de ce point, est parti l'élément qui est venu provoquer, par sa présence, l'inflammation du lymphatique, la suppuration et même celle du tissu cellulaire environnant.

Mais, d'autres fois, rarement il est vrai, les recherches

les plus minutieuses ne peuvent faire découvrir de lésions matérielles, et l'on est bien fondé alors à considérer cette inflammation des lymphatiques comme le résultat immédiat du coït ou d'une action analogue. Ici, l'inflammation née dans un point quelconque voisin du réseau lymphatique s'étendra aux vaisseaux, pour les envahir peu à peu ; et, si bizarre, si étrange que paraisse au premier abord la cause de cette maladie, il faut bien reconnaître que les tissus de la verge ont le droit de se ressentir de ces froissements anormaux et exagérés.

A part Rollet, nous ne connaissons point d'auteurs qui aient signalé ces engioleucites simples, essentielles, se développant sans qu'on puisse accuser une écorchure des organes génitaux ou tout autre lésion dont la lymphite essentielle eût été la complication. « Il est bien clair, dit Rollet, que l'excès de coït peut agir mécaniquement sur les vaisseaux lymphatiques des organes génitaux et sur les ganglions de l'aine, au point d'en amener l'inflammation. »

Maintenant, que ce fait se produise chez des individus d'un tempérament spécial, de ce tempérament qu'on a appelé lymphatique, cela n'a rien d'étonnant. Velpeau le fait remarquer dans ses leçons de clinique chirurgicale : « Chez les individus d'un tempérament lymphatique, les fluides blancs sont composés de telle sorte, que, sous l'influence de causes très-légères, ils subissent une altération qui amène très-promptement des altérations des ganglions et des lésions très-variées dans les diverses parties du système lymphatique. »

Nous pouvons conclure :

1° Qu'il existe des lymphangites de la verge se développant, sans lésions apparentes de l'organe génital, à la suite du coït ou de la masturbation;

2° Que ces accidents se voient surtout chez des individus jeunes encore, mais d'un tempérament lymphatique;

3° Que ces lymphangites peuvent suppurer et donner lieu à des fistules lymphatiques durant longtemps, se guérissant difficilement, et se reproduisant ensuite avec la plus grande facilité.

CHAPITRE II.

DE LA LYMPHITE BLENNORRHAGIQUE.

OBS. III. — Blennorrhagie urétrale, lymphite et bubon sympathique; inoculation sans résultat.

Nol..., âgé de 20 ans, entre le 3 janvier 1836, salle n° 2, lit n° 14.

Chez ce malade, la blennorrhagie date de trois semaines; à aucune époque de sa durée, elle n'a occasionné de douleurs. Il y a une douzaine de jours que, sur le dos de la verge, un lymphatique fût irrité, et une trace rouge se dirigeant vers l'aîne droite, a marqué son trajet; en même temps un bubon s'est développé.

On n'a fait jusqu'à ce jour aucun traitement; aujourd'hui la blennorrhagie fournit un écoulement abondant, dont la matière est blanc-verdâtre.

La trace rouge du lymphatique a presque complètement disparu; mais au toucher, on sent le vaisseau induré.

L'engorgement ganglionnaire peu développé, est tout à fait indolent et ne fait aucun progrès.

Le 4. On inocule le pus de la blennorrhagie à la cuisse droite.

Le 8. La piqûre d'inoculation n'a rien produit; on inocule de nouveau.

Le 18. L'inoculation du 8 n'a produit aucun résultat. On place des cataplasmes sur le bubon, le maladeau ayant ressenti quelque douleur.

Le 23. On ordonne les injections avec l'iodure de fer, à la dose d'un demi-gros, pour huit onces d'eau.

Le 10 février. La blennorrhagie coule un peu moins; on porte la dose de l'iodure de fer à un gros, pour la même quantité de liquide.

Le 13. L'écoulement persiste ; la matière est encore mucoso-purulente.

On donne les injections à 2 gros.

Le 17, il ne reste qu'un flux muqueux ; le malade n'éprouve aucune douleur dans le canal.

On porte la dose d'iodure à 3 gros pour 8 onces d'eau.

Le 21. La blennorrhagie ne coule plus, on suspend les injections.

Le 3 mars. Le malade sort parfaitement guéri.

Cette observation que nous empruntons au Traité pratique des maladies vénériennes de M. Ricord, n'abonde pas en détails sur le sujet qui nous occupe; mais on y trouverelaté les principaux symptômes d'une manière suffisante pour faire voir que l'on a bien affaire à une lymphite du dos de la verge et non à une phlébite, comme l'ont cru quelques auteurs, à l'exemple de Desruelles.

A l'hôpital du Midi, où l'on peut voir passer devant les yeux, dans un temps relativement court, un nombre considérable de chaudepisses, nous avons cru remarquer qu'il n'y a ordinairement aucun symptôme précurseur qui vienne annoncer qu'à la blennorrhagie va s'ajouter une inflammation des vaisseaux lymphatiques de la verge, et que ce n'est ni au début, ni à la fin de la maladie, mais bien à la période d'augment, que se déclare la complication. Dans l'observation que nous rapportons, c'est au vingtième jour que l'on a signalé la lymphite, alors que la blennorrhagie fournissait un écoulement abondant de matière blanc verdâtre. Cependant, quelques auteurs ont signalé des cas d'angioleucite de la verge, survenant lorsque les principaux symptômes locaux commençaient à s'amender. Mais il est probable que, plus la gonorrhée sera violente et plus les symptômes inflammatoires seront prononcés, plus on aura de chances de rencontrer une inflammation des vaisseaux.

Quoi qu'il en soit, le malade commence par éprouver un sentiment de pesanteur à la partie supérieure de la racine du pénis et le long des corps caverneux, sentiment de pesanteur qui s'exagère pendant l'érection et s'accompagne alors d'une douleur plus ou moins accusée. Cette douleur, supportable souvent, d'une extrême violence quelquefois, a pour caractères principaux : de s'exaspérer lorsqu'on exerce une pression sur le trajet des lymphatiques malades et de s'irradier dans des directions variées. L'irradiation du côté des aines est celle qui se remarque le plus communément.

En même temps que le malade éprouve ce sentiment de pesanteur, en même temps qu'il ressent cette douleur spéciale, il voit sa verge augmenter de volume. C'est presque toujours à ce moment que, inquiété par ces phénomènes insolites, il vient consulter le médecin. Celui-ci constate que le tissu cellulaire de la verge est infiltré et se trouve être le siége d'un empâtement et d'un œdème souvent considérable. Cet œdème est surtout prononcé vers les parties déclives sur les parties latérales du frein. Il arrive alors, comme nous avons pu le constater un certain nombre de fois au Midi, et comme Cullerier l'avait constaté avant nous, que le malade, ne prenant pas soin de ramener son prépuce en avant du gland, voit sa chaudepisse se compliquer d'un paraphimosis.

Sur les parties latérales, le plus souvent sur le dos de la verge, on voit, comme dans l'observation que nous avons empruntée à M. Ricord, une trace rouge se diriger vers la racine du pénis. Cette trace, plus ou moins large, plus ou moins accentuée suivant les cas, suit le trajet des vaisseaux lymphatiques de la région. Il peut arriver que la peau prenne une teinte rouge, come érysipélateuse.

En explorant la verge, on sent se dessiner sous le doigt les vaisseaux lymphatiques augmentés de volume, et de dureté. On perçoit qu'ils sont fortement tendus, donnent la sensation d'une corde, et ne s'affaissent pas sous la pression, Dans cet état, il est facile de les suivre tout le long de leur trajet depuis les parties latérales du frein, où on les voit serpenter en saillies linéaires, jusqu'à la partie supérieure de la verge.

Nous avons toujours observé que, lorsqu'il y avait lymphite du pénis, il y avait également adénite inguinale; tandis que l'adénite pouvait très-bien se montrer dans le cours d'une blennorrhagie, sans être forcément accompagnée de lymphite. Le développement du bubon en même temps que de la corde lymphatique qui parcourt le dos de la verge, prouve clairement, à notre avis, que l'on a affaire aux vaisseaux blancs et non aux veines de la région.

Tels sont, esquissés rapidement, les symptômes de la lymphite blennorrhagique; encore qu'ils ne se présentent pas toujours sous cet aspect alarmant. Il est des cas, et ce ne sont pas les plus rares, où l'on ne peut constater que l'engorgement du cordon lymphatique et l'adénite inguinale, tout le reste faisant défaut.

La marche de cette affection est rapide ou bien elle tend à la résolution et, au bout d'un septénaire, rarement plus, tout est terminé ; ou bien, l'inflammation se propageant du vaisseau lymphatique au tissu cellulaire ambiant, les symptômes locaux s'aggravent, et la lymphite suppure.

Cependant, cette dernière terminaison est chose très-rare, puisqu'un syphilographe comme Rollet ne l'a jamais observée. « La résolution, dit-il, m'a paru être son seul mode de terminaison. Je n'ai jamais vu la lymphite blennorrhagique du dos de la verge se terminer par suppuration. Cependant, cette terminaison a été notée par d'autres observateurs. »

L'un d'eux, Cullerier, dans ses leçons clininiques professées à l'hôpital du Midi, parle de la lymphite blennorrhagique en ces termes : « La lymphite existe même dans les chaudepisses bénignes, mais c'est surtout lorsque les symptômes sont très-aigus qu'elle se rencontre. On sent alors sur le dos de la verge un ou plusieurs petits cordons noueux formés par les lymphatiques engorgés et se rendant aux ganglions de l'aine. Cette lymphite est accompagnée d'œdème et, si le malade ne prend pas soin de ramener son prépuce sur le gland, il en résulte souvent un paraphimosis. Dans mon opinion, elle est infiniment plus fréquente dans la blennorrhagie qu'avec le chancre, Aussi, quand vous voyez une lymphite coïncider avec un chancre, regardez-bien attentivement; vous trouverez presque toujours une chaudepisse ou une balano-posthite. Parfois les vaisseaux lymphatiques suppurent et il en résulte des fistules, nous en avons eu plusieurs exemples dans nos salles.

D'autres fois, c'est seulement dans le tissu cellulaire qui les entoure que de petits abcès se produisent. »

« Cette inflammation des vaisseaux blancs est très-souvent aussi la suite des injections abortives ; c'est une des raisons qui m'ont fait renoncer à ce mode de traitement. »

Les passages suivants, tirées des livres de Bertherand et Reynaud, montrent bien que ces auteurs ont, ainsi que Cullerier, signalé la suppuration des vaisseaux blancs. « Le phlegmon de la verge, écrit le premier, décèle encore la terminaison d'une lymphite ; il succède souvent aux blennorrhagies dites cordées et aux violences qu'un préjugé absurde leur fait subir, sous prétexte de rompre la corde qui tient le membre viril incurvé, etc. »

« Dans des circonstances rares aussi, dit le Dr Reynaud, la gonorrhée s'accompagne d'une véritable lymphyte du pénis, les vaisseaux lymphatiques et particulièrement ceux qui rampent sur le dos de cet organe se tuméfient, se dessinent en lignes rouges sous la peau. L'inflammation gagne le tissu cellulaire qui les entoure, détermine un gonflement plus ou moins considérable de la verge ou du prépuce, et occasionne parfois de petits abcès sous-cutanés. »

La lymphite blennnorrhagique est donc une affection bénigne, la suppuration n'ayant été que comme chose tout à fait exceptionnelle. Cette lymphite peut se dissiper en quelques jours ou bien durer plusieurs semaines, si elle vient à suppurer.

Il peut se faire qu'un érysipèle ait pour point de départ l'angioleucite suppurée du dos de la verge, ou bien qu'il s'établisse une fistule lymphatique. Il va sans dire que de pareilles complications aggravent singulièrement le pronostic.

L'affection qui nous occupe est facile à diagnostiquer et on ne saurait la confondre avec aucune autre affection de la verge. Cependant l'inflammation des lymphatiques dans la blennorrhagie, admise par Rollet, Follin, Lancereaux et par tous les syphilographes les plus distingués, signalée depuis longtemps par Ricord, Cullerier, Bertherand, Reynaud, etc, a été méconnue par quelques auteurs, entre autres Desruelles, et prise pour une phlébite de la veine dorsale de la verge. « C'est une erreur, dit Rollet, qu'il est inutile aujourd'hui de réfuter, tant elle est patente. »

L'erreur n'est pas si évidente que veut bien le dire l'éminent syphiliographe de Lyon et il ferait bien, à notre avis, de donner quelques arguments. En effet, il est permis d'émettre un doute quand on voit un auteur comme Valleix, appuyé sur l'autorité de Nélaton, consacrer l'article suivant à la phlébite de la veine dorsale de la verge.

« Astruc, dit-il, avait observé des cas qui se rapportent à cette *inflammation de la veine du pénis*, mais dont il avait méconnu la nature. » « Il arrive quelquefois, dit-il, que le ligament membraneux qui attache la verge à la symphyse des os pubis et quelquefois que l'un des corps caverneux s'enflamme, et alors la verge ne s'étend qu'avec beaucoup de douleur, et en s'étendant, elle est obligée de se recourber en haut ou de côté; mais ce cas est rare et n'arrive que dans les plus grandes gonorrhées. »

Ce qui a induit Astruc en erreur, au moins pour les

cas où il attribue les accidents à l'inflammation du ligament suspenseur de la verge, c'est que la première sensation qu'éprouvent les malades est un sentiment de gêne et de gonflement à la partie supérieure de la racine du pénis ; mais la description suivante va prouver que si le ligament suspenseur participe à l'inflammation, ce n'est pas à lui du moins qu'il faut attribuer les symptômes. Cette description est fondée sur deux cas que j'ai eu occasion d'observer et sur quelques détails qui m'ont été communiqués par M. Nélaton, qui a vu des faits du même genre.

« Chez les deux sujets dont je parle, la blennorrhagie avait une assez grande intensité, sans être néanmoins d'une extrême violence. C'est lorsque les principaux symptômes locaux commençaient à s'amender que la phlébite est survenue. Les malades avaient d'abord ressenti cette gêne dont je parlais tout à l'heure, gêne qui augmentait pendant l'érection. Deux ou trois jours après, ils s'aperçurent que, pendant les érections, la verge était très-fortement recourbée en arrière, de manière à se coller fortement contre le ventre et à n'en pouvoir pas être écartée sans une grande force et une vive douleur. Le dos de la verge examiné présentait vers les pubis une tuméfaction considérable avec une certaine dureté et un peu de douleur à la pression, à mesure qu'on avançait vers l'extrémité de la verge, on voyait se dessiner de gros vaisseaux sinueux, durs, ne s'affaissant pas sous la pression et se terminant vers le prépuce par des bourrelets, à la formation desquels concourait le tissu cellulaire qui environne les veines. Il n'y avait aucun doute sur le siége de l'inflammation, les veines du dos de la verge étant des plus faciles à suivre à cause de leur position superficielle. Du reste, il n'y avait aucun signe de réaction générale. »

« Les malades étaient fort effrayés de ces symptômes insolites. Au bout de six à huit jours, les érections cessèrent d'être douloureuses; mais ce ne ne fut qu'au bout d'un temps assez long (trois semaines et un mois que l'érection fut tout à fait normale. Dans un cas même, la blennorrhagie avait complètement cessé; la verge se renversait encore en arrière, assez fortement pour rendre le coït difficile.

« Cet état n'est pas grave. Dans tous les cas dont j'ai connaissance, il s'est terminé par un prompt retour à l'état normal. Peu à peu, les veines ont repris leur perméabilité et il n'est resté aucune trace de cette curieuse complication. «

Dans les cas de Valleix, nous le pensons du moins, il s'agissait bien d'une phlébite. D'ailleurs, en 1841, M. le professeur Richet avait déjà signalé cette singulière affection; et lorsque, plus tard, il écrivivit son savant traité d'anatomie chirurgicale, il y consacra, dans ses déductions pathologiques et opératoires, le paragraphe suivant :

« J'ai publié dans les *Archives de médecine* l'observation d'un vieillard de 75 ans, chez lequel, sans cause appréciable, il survint un gonflement indolent et progressif des corps caverneux qui finit par déterminer, après quelques jours, une sorte d'érection très-singulière, en ce sens que la portion spongieuse y était étrangère; le gland, en effet, restait flasque et comme flétri au-devant des corps caverneux turgides, roidis et horizontalement dirigés. Une incision, pratiquée sur l'un des corps caverneux, ne donna d'abord issue qu'à un sang caillebotté et infect; puis, les jours suivants, nous pûmes retirer par cette ouverture la totalité du tissu érectile mortifié qui se détacha sans difficulté. Cet homme ayant succombé à une infection purulente, je trouvai, à l'autopsie, les veines caverneuses oblitérées par des caillots qui se prolongeaient jusque dans les plexus vésicaux et prostatiques; ces derniers étaient remplis de pus. Chez un autre malade qui présenta aussi les phénomènes de l'érection, mais complets, c'est-à-dire portant à la fois sur les corps caverneux et spongieux, et également en dehors de toute excitation appréciable vénérienne ou cantharidienne, je trouvai des caillots oblitérant non-seulement les veines caverneuses, mais la veine dorsale; il y avait aussi dans les plexus prostatiques, uréthraux et vésicaux, du pus bien formé. M. le professeur Nélaton, auquel je fis part de ces faits, à l'époque où je venais de les recueillir, m'a dit, de son côté, avoir vu deux fois, et sur deux étudiants en médecine, la phlébite isolée de la veine dorsale; les symptômes différaient un peu de ceux que je viens de noter.

Ainsi la veine dorsale du pénis formait une corde dure et tortueuse qu'on pouvait suivre jusqu'au moment où elle s'enfonçait sous le pubis; la verge était dans une demi-érection et le prépuce présentait un œdème considérable. Depuis, j'ai eu l'occasion de voir, chez un jeune ouvrier imprimeur atteint d'une blennorrhagie intense, cette phlébite de la veine dorsale s'annonçant par les mêmes symptômes, avec cette différence toutefois que le tissu spongieux du corps de la verge présentait simultanément des nodosités dans sa longueur et semblait être le siége d'une vive inflammation.

Peut-être faudrait-il rapprocher ces cas de ceux dans lesquels le corps spongio-vasculaire et le tissu cellulaire sous-muqueux de l'urèthre vivement enflammés, s'indurent, se dessinent comme une corde, deviennent inextensibles et maintiennent la verge dans une demi-érection et courbée en bas, tous phénomènes qu'on observe plus particulièrement dans certaines blennorrhagies, auxquelles on a donné pour cette raison le nom de *chaude-pisse cordée.* »

Quoiqu'il en soit, l'histoire de la phlébite des veines de la verge, dont je viens d'esquisser les symptômes les plus saillants, est encore à faire.

Ainsi la phlébite de la veine dorsale, signalée par des auteurs comme Richet, Valleix, Nélaton, etc, existe réellement et peut être confondue avec une angioleucite de la région. Cependant, dans la lymphangite, il est un symptôme on peut dire constant et dont l'apparition tarde peu; c'est l'inflammation douloureuse des ganglions lymphatiques de la région inguinale.

Ce signe est d'une grande importance pour le diagnostic et manque dans la phlébite de la veine dorsale de la verge. Dans la phlébite qui accompagne la blennorrhagie, on n'observe ni stries, ni réseaux, ni plaques roses, la rougeur est moins irrégulière, le cordon est plus tortueux, plus facilement isolable des tissus environnants que dans la phlegmasie des vaisseaux lymphatiques; et l'œdème qui peut survenir dans l'un et l'autre cas apparaît plus vite et est beaucoup plus considérable. Enfin, ajoutons que, dans la phlegmasie des vaisseaux blancs, on ne se trouve jamais en présence de ces érections qui obligent parfois l'organe génital à s'incurver d'une façon si singulière. Cependant, il faut avouer que souvent la lymphangite blennorrhagique ne se révèle que par le cordon et l'engorgement ganglionnaire ; l'œdème, les traînées rouges faisant complètement défaut.

Tout ce que nous venons d'écrire est relatif à l'inflammation des troncs lymphatiques du dos de la verge. En considérant que ces vaisseaux ont une situation relativement éloignée, et des rapports indirects avec le siége de la blennorrhagie, on pouvait déjà présumer que la complication se produirait rarement. Mais si l'on songe à la richesse du plexus lymphatique de l'urèthre, de ce plexus qui, suivant Belajeff, fournit des rameaux jusqu'à la superficie de la muqueuse du canal et se trouve pour ainsi dire au centre de la phlegmasie, il est bien naturel de se demander s'il ne s'enflamme et ne s'abcède pas quelquefois.

On sait que dans la blennorrhagie ce sont ordinairement les couches les plus superficielles qui se prennent, mais il n'en est malheureusement pas toujours ainsi. De temps en temps, en effet, l'inflammation dépasse les limites de cette muqueuse et vient envahir le tissu cellulaire périuréthral, ou bien les glandes du canal de l'urèthre ; de là des abcès que l'on a divisé en deux espèces : 1° abcès phlegmoneux ; 2° abcès glandulaires.

Il est bien entendu que ce n'est que des premiers dont nous voulons parler quand nous nous demandons si les lymphatiques uréthraux ne sont pour rien dans le mécanisme de leur production.

L'observation suivante est un exemple de ces abcès phlegmoneux :

Obs. IV. — *Abcès phlegmoneux de l'urèthre consécutif à une blennorhagie aiguë.*

X..., hussard au 8e régiment, âgé de 20 ans, d'une constitution robuste, n'a jamais eu ni uréthrite, ni syphilis.

« Dans le courant de juillet, il a eu des rapports sexuels avec une rôdeuse comme on en trouve dans une ville qui possède 14,000 habitants, 900 hommes de garnison et pas de maisons de tolérance. Quatre jours après, il éprouve les premiers symptômes de la contagion blennorrhagique. Il se présente à la visite de M. le médecin-major Mouillac, qui le fait entrer à l'infirmerie régimentaire et le soumet immédiatement aux balsamiques (copahu et cubèbe en opiats).

« Deux jours plus tard, c'est-à-dire le sixième de l'invasion de l'uréthrite, la verge se tuméfie ; la peau devient rouge, chaude, tendue, douloureuse. L'écoulement, qui jusqu'alors avait présenté tous les caractères de la virulence, devient tout à coup moins abondant et moins épais. Le malade éprouve également moins de douleur quand il urine, mais les érections deviennent cent fois plus douloureuses : dans cet état d'éréthisme, le pénis se recourbe en bas ; *il survient en même temps un léger engorgement des ganglions de l'aine gauche.*

« On suspend le traitement antiblennorrhagique pour s'occuper spécialement des indications qui se présentent et qui, du reste, sont pressantes, car X... souffre horriblement. Frictions mercurielles, bains e siége, tisane de lin, cataplasmes laudanisés, opium à l'intérieur.

« Les accidents inflammatoires suivent néanmoins leurs cours, croissent même très-rapidement, si bien que quarante-huit heures après, la verge est déformée : elle présente une tumeur oblongue légèrement bilobée, siégeant à la face inférieure du pénis et partant de la racine des bourses en remontant jusqu'au tiers antérieur de l'organe viril. Cette tumeur est dure, du volume d'un œuf de poule, douloureuse au toucher, lancinante, semi-fluctuante à son centre ; les symptômes inflammatoires sont très-violents : agitation, insomnie ; pas de fièvre cependant.

« En présence de phénomènes inflammatoires aussi tranchés et de la sensation de fluctuation que perçoit l'indicateur, M. le Dr Mouillac n'hésite pas un instant et fait avec le bistouri une incision qui donne issue à des flocons de pus crémeux, parfaitement lié et à beaucoup de sang.

« Aussitôt le malade se trouve soulagé, et la nuit suivante il repose avec bonheur. A dater de ce moment, la tumeur diminue considérablement de volume, et quelques jours après la verge est revenue à peu près à ses premières dimensions, sans aucun incident qui mérite d'être noté, sauf que l'écoulement a complètement disparu; l'urine suit son trajet naturel. »

Dans ce cas a-t-on bien affaire à une angioleucite périuréthrale? L'engorgement ganglionnaire qui est survenu au moment où le phlegmon s'est formé, est le seul signe qui puisse nous le faire présumer. Toutefois, nous ne pouvons l'affirmer, les observations manquent et celle que nous venons de rapporter est loin d'être concluante. Aussi nous ne proposons qu'avec la plus grande réserve l'admission de la nature lymphatique des phlegmons périuréthraux; c'est à l'expérience ultérieure à confirmer ou à infirmer ce que nous avançons.

Cependant, l'induction n'est pas contraire à notre hypothèse; d'une part, en effet, la lymphite du dos de la verge dans la bleunorrhagie ne saurait être contestée; d'autre part, on ne voit pas comment les lymphatiques périuréthraux n'auraient pas les mêmes aptitudes à s'enflammer; en outre, rien ne s'oppose à ce qu'ils soient influencés par l'affection uréthrale.

D'ailleurs, n'a-t-on pas considéré dans ces derniers temps, toute inflammation du tissu cellulaire comme consécutive à une lymphangite? Ainsi dans la thèse de M. le Dr Chevalet, faite sous les auspices de M. le professeur Dolbeau, nous trouvons le passage suivants qui nous mettrait singulièrement à notre aise. L'auteur vient de citer un article d'anatomie pathologique de Velpeau.

« Après avoir lu cette anatomie pathologique, je ne conçois pas comment ce grand maître, après avoir si bien observé, n'a pas généralisé la lymphangite et n'en a pas tiré des déductions fondamentales en créant la lymphangite comme maladie primitive, et l'inflammation du tissu cellulaire comme consécutive à cette lymphangite. Mais Velpeau ignorait que toute la peau, en général, était remplie de lymphatiques, qu'il y avait des réseaux lymphatiques sous-dermiques et que le tissu cellulaire lui-même était traversé par les mêmes vaisseaux, s'il n'était pas lui-même un tissu lymphatique. »

« Et, alors ce grand observateur, se fondant sur l'anatomie, aurait montré que le phlegmon diffus n'était qu'une lymphangite primitive ! Qu'est-ce que c'est que l'inflammation primitive du tissu cellulaire ? Qui l'a montrée ? Qui sait ce que c'est ? On s'est payé d'un mot et rien de plus. Ainsi, par exemple, si une maladie débute par une tuméfaction des ganglions de l'aisselle, c'est une adénite ; si le lendemain il y a des traînées lymphatiques sur le bras à la suite d'une petite plaie de la main, on ajoute lymphangite ; si après se développent des plaques, on dit : érysipèle ; les jours suivant le tissu cellulaire sous-cutané est-il pris avec la peau, alors c'est une dermite avec phlegmon ; enfin, si tout le tissu cellulaire profond est pris c'est un phlegmon diffus ou érysipèle phlegmoneux. Mais enfin il me semble que tout s'enchaîne ici ! Mon esprit suit clairement la succession des phases de la maladie ; après avoir montré, indiqué, figuré les lymphatiques, peut-on penser à autre chose qu'une lymphangite ? N'observe-t-on pas là toutes les altérations décrites par Velpeau ? Oui, mais me dira-t-on, comment d'un coup de plume, vous, néophyte, vous rayez le phlegmon diffus, ce vieux phlegmon diffus des auteurs, vous osez prétendre qu'il n'y a là qu'une lymphangite ? Mais pourquoi cette suppuration de tout le tissu cellulaire ? Pourquoi cette mortification de la peau ? Pouvez-vous expliquer sa marche terrible ? A cela je puis répondre qu'à la suite d'une piqûre anatomique, on voit un étudiant avoir une périadénite, un autre une lymphangite, un troisième un phlegmon, et un quatrième une intoxication complète ; dira-t-on que c'est par le tissu cellulaire que l'intoxication s'est faite ? »

Quoi qu'il en soit, et en attendant que l'expérience ait infirmé ou confirmé notre opinion nous pensons que :

1° Il peut se développer sous l'influence de la blennorrhagie des inflammations des vaisseaux lymphatiques, soit des téguments de la verge, soit de l'urèthre ;

2° Que la lymphangite du dos de la verge suppure rarement ;

3° Qu'il faut se garder de la confondre avec une phlébite de la veine dorsale du pénis ;

4° Que les abcès phlegmonneux périuréthraux, considérés jusqu'à ce jour comme des inflammations du tissu cellulaire sont des angioleucites suppurées.

CHAPITRE III.

DE LA LYMPHANGITE SYMPTOMATIQUE DU CHANCRE SIMPLE.

Obs. V. — *Ulcère primitif du méat urinaire et du prépuce. Lymphite et adénite virulente suppurées et suivies d'ulcération, inoculation accidentelle.*

Gar..., âgé de 21 ans, marchand de chevaux, entré le 18 juin 1841, salle 2, n° 26.

Ce malade n'avait jamais eu d'affection vénérienne, lorsqu'à la suite d'une débauche, il eut pendant la nuit des rapports sexuels avec une fille publique et se livra 4 fois au coït. Peu soigneux d'examiner l'état de ses organes génitaux, il dit n'avoir rien éprouvé de remarquable avant les trois ou quatre premiers jours, sauf un léger prurit au bout de la verge. Progressivement des douleurs assez vives se firent sentir en urinant, et bientôt un écoulement uréthral se manifesta. Les lèvres du méat urinaire se tuméfièrent, et en les renversant on peut constater la présence d'un chancre uréthral.

Peu de jours après l'apparition de ces symptômes, pour lesquels on ne fit aucun traitement, le prépuce devint rouge, œdémateux et un phimosis se déclare avec les symptômes d'une vive inflammation. Presque en même temps, sur le limbe du prépuce se montrèrent des ulcérations produites par l'inoculation de la matière virulente que sécrétait l'ulcère primitif du méat urinaire.

Dans cet état, le malade ne pouvant continuer son travail, fut consulter un pharmacien qui d'abord eut recours aux antiphlogistiques généraux, puis ordonna une médication sur laquelle nous n'avons pu être exactement renseignés.

Du quinzième au vingtième jour, après les débuts du mal, une lymphite devint apparente sur le côté droit de la verge, près de la racine de laquelle, sur le trajet du vaisseau, se forma une petite tumeur qui, suivant une marche aiguë, devint bientôt fluctuante et s'ouvrit spontanément.

On pratiqua des lotions émollientes, mais la peau amincie ne tarda pas à s'ulcérer et mit à découvert un foyer offrant tous les caractères de l'ulcère primitif.

En même temps que la lymphite s'était montrée, les glandes de l'aine droite étaient devenues dou oureuses, l'adénite fit des progrès rapides, et dix à douze jours après le début de l'accident, une ouverture spontanée laissa échapperbeaucoup de pus sanieux. Ici, comme pour la lymphite suppurée, la peau amincie et décollée qui recouvrait le foyer purulent fut bientôt détruite par l'ulcération. Enfin, peu de temps après, par suite de l'habitude qu'avait le malade de laisser, pendant la nuit, la verge reposer sur l'aine droite, la peau de la naissance des bourses qui se trouvait en contact avec le chancre lymphatique devint le siége d'ulcération semblable.

La maladie faisant ainsi des progrès, Gar... perdit toute la confiance qu'il avait d'abord accordée à la médication ordonnée par son pharmacien et cessa tout traitement, se livra même à ses travaux qui ont amené beaucoup d'irritation dans les parties affectées, et vint enfin se présenter à l'hôpital des vénériens, où il fut admis dans le service de M. Ricord, salle 2, nó 26.

Le jour de son entrée, on remarque chez notre malade un phimosis accidentel. Le prépuce rétréci forme en avant du gland une saillie considérable, et cette portion œdémateuse et renversée en dehors laisse apercevoir un ulcère primitif s'étendant sur tout le côté droit du limbe. Cet ulcère, produit de la réunion de plusieurs ulcérations qui, primitivement séparées, s'étaient formées dans les plis du limbe du prépuce, offre des bords très-irrégulièrement découpés. Toute l'épaisseur de la muqueuse est nettement tranchée, et la surface ulcérée est recouverte par une fausse membrane grisâtre, adhérente, qui, dans les trois quart de son étendue, présente de très-petits points rouges très-rapprochés qui sont produits par une sorte de transpiration hémorrhagique.

Sur le fourreau, près de la racine de la verge, le chancre qui est résulté de l'ulcération du lymphatique a tous les caractères de la période de progrès; sa surface est recouverte par une fausse membrane adhérente, pultacée et assez régulièrement grisâtre, et ses bords taillés à pic offrent un décollement circulaire dans une étendue de 2 ou 3 millimètres.

Plus en arrière, à la jonction de la peau des bourses avec celle de l'abdomen, le chancre, suite de l'inoculation de proche en proche, dont nous avons parlé, offre dans une moins grande étendue la plus parfaite ressemblance avec l'ulcère que nous venons de décrire, avec cette circonstance particulière qu'ici le décollement est plus considérable, et que le pus filant au-dessous de la peau est venu former dans le tissu cellulaire un abcès virulent dont on aperçoit l'ouverture ulcérée et assez étroite, à la distance d'un centimètre à peu près dans la direction du pli de l'aine.

Dans la région inguinale droite, une ulcération à bords profondément décollés, œdémateux, légèrement renversés et entourés d'une aréole rouge violacée dont l'étendue correspond avec assez de régularité à celle du décollement, marque la place de l'adénite suppurée. Ici encore, nous retrouvons les caractères de la période de progrès. Toutefois, le fond de l'ulcère est moins uniformément gris que celui du dernier chancre dont nous venons de parler, et se trouve sous l'influence d'une espèce de transsudation hémorrhagique à un degré encore plus marqué que dans l'ulcère du limbe du prépuce ; sa forme oblongue est en rapport avec la disposition du pli inguino-crural dans lequel il s'étend.

19 juin. On applique un cataplasme sur l'aine et on pense les ulcérations avec du cérat opiacée. On donne le quart de la portion alimentaire.

Le 24. Sous l'influence du repos et des pansements avec le cérat opiacé, les ulcérations paraissent moins irritées. On donne la demi-portion d'aliments.

Le 28. Il n'y a presque plus d'irritation et les chancres des diverses régions ont un meilleur aspect, leur bords sont moins élevés et leur fond paraît se déterger en quelques points.

Le 30. Le malade sort de l'hôpital pour se présenter au conseil militaire de recrutement.

2 juillet. Gar... est admis de nouveau dans le service.

On fait des pansements au cérat opiacé. On donne la demi-portion d'aliments.

Le 6. La suppuration est partout abondante, mais la surface des chancres est moins grisâtre.

On ordonne de faire des pansements avec de la charpie imbibée de vin aromatique. Même régime.

Le 10. La surface des ulcères continue à se déterger. Il y a tendance évidente à la réparation. Le dernier chancre produit à la naissance de la peau des bourses n'a pas fait de progrès, ses bords paraissent même moins décollés.

On cautérise avec le nitrate d'argent.

Le 14. La couche grisâtre qui recouvre la surface des ulcères paraît résister en quelques points.

On suspend les pansements au vin aromatique.

Les chancres sont touchés avec un pinceau imbibé de teinture d'iode pure, et l'on panse avec la teinture étendue. Le régime alimentaire est porté aux trois quarts de la portion.

Le 17. Partout l'amélioration est très-sensible, et la période de réparation se prononce franchement ; la surface des ulcères se couvre de bourgeons charnus de bonne nature, et son étendue se trouve diminuée de moitié. Dans l'aine surtout, la réparation est remarquable, et l'on n'aperçoit pas le moindre décollement.

Le 20. Le malade est forcé de quitter l'hôpital pour vaquer à ses affaires. On lui recommande de se panser avec le vin aromatique.

Gar... n'a pu rentrer dans le service que le 24 août. Aujourd'hui, les divers points ulcérés présentent des cicatrices parfaites et sans induration. Le prépuce seulement œdémateux et rétréci en avant du gland qu'il emprisonne, forme une saillie de près de deux centimètres. Nulle part il n'y a de suppuration.

Le 25 août. On pratique la circoncision, et le gland étant mis à découvert, on voit que les lèvres du méat urinaire ont été détruites par un chancre aujourd'hui cicatrisé.

On enveloppe la verge avec des compresses imbibées d'eau froide. Diète.

Le 30. La plaie, suite de la circoncision, est réunie en plusieurs points.

On donne la demi-portion d'aliments.

Le 4 septembre. On cautérise quelques bourgeons charnus trop développés. On panse avec de la charpie imbibée de vin aromatique.

On donne les trois quarts de la portion alimentaire.

Le 14. Tout est cicatrisé, le malade est guéri.

Obs. VI. — *Uréthrite blennorrhagique, ulcère primitif du méat urinaire lymphite et adénite suppurées, inoculation artificielle avec résultat.*

Pic..., âgé de 25 ans, bitumier, entré le 24 septembre 1841, salle 2, n° 1.

Il y a trois mois et demi, ce malade fut affecté d'une blennorrhagie qui n'occasionne que fort peu de douleur. Pendant la période la plus aiguë de la maladie, les érections mêmes n'étaient pas douloureuses et c'était seulement en urinant qu'il y avait un peu de cuisson vers le méat urinaire. Dix à douze jours après son apparition, l'écoulement, que l'urèthre fournissait en assez petite quantité, était blanc et comparable à la sécrétion de la blennorrhée ; du reste, dès le début de la maladie, Pic... fut traité par les antiphlogistiques. On applique vingt-cinq sangsues au périnée. On prescrivit deux pilules camphrées chaque soir. Des boissons rafraîchissantes et l'abstinence de toute alimentation excitante. Quelques jours plus tard, on fit usage des capsules de copahu et de cubèbe, à la dose de 25 par jour, et bientôt l'écoulement se tarit au point de n'offrir qu'un léger suintement, se montrant plus ou moins marqué, en raison directe de l'irritation qui suivait les relations sexuelles que le malade se permettait assez fréquemment. Cet état durait depuis un mois et demi à peu près, lorsqu'à la suite de quelques jours de débauche, sans que Pic... puisse préciser la date du coït infectant, l'écoulement parut notablement accru, et quelques douleurs assez vives se firent sentir au méat urinaire. Ces nouveaux symptômes ont été remarqués depuis une dizaine de jours. Presque en même temps les glandes inguinales du côté droit devinrent sensible et se tuméfièrent.

Enfin, sur le trajet d'un lymphatique au côté droit de la verge, il se forma deux tumeurs qui s'accrurent avec rapidité, en présentant tous les caractères des abcès très-aigus. La tumeur qui se montre la première avait son siége en arrière de la base du gland ; elle offre aujourd'hui, sur son côté antérieur, une ulcération grisâtre, entamant d'une manière assez régulière l'épaisseur des téguments et à travers le fond de laquelle le pus de l'abcès se vide en partie. La seconde tumeur, voisine de la racine de la verge, est abcédée et la peau qui la recouvre paraît très-amincie, mais ne présente pas d'ouverture.

La région inguinale droite est le siége d'une adénite superficielle circonscrite très-douloureuse et fluctuante, elle s'est développée en même temps que la tumeur dont nous venons de parler, et sa marche a été semblable.

Le 25 septembre. A part les accidents que nous venons de décrire, en renversant le prépuce, on remarque une aréole rougeâtre qui se dessine autour du méat urinaire, dont il faut écarter les lèvres pour apercevoir une petite ulcération grisâtre qui occupe la commissure supérieure, mais il est impossible de reconnaître à quelle profondeur il s'étend à cause de l'étroitesse des parties. En pressant sur l'urèthre d'arrière en avant, on amène une petite quantité de matière séro-purulente sanieuse.

Le pus recueilli au méat urinaire est inoculé sur la cuisse gauche à l'aide d'une seule piqûre.

On dessine la partie malade.

Le 26. La portion de peau ulcérée qui recouvrait la tumeur voisine de la base du gland s'est détachée spontanément pendant la nuit, et le foyer purulent mis à découvert présente tous les caractères de l'ulcération virulente à la période de progrès.

On fait des ponctions multiples sur le bubon inguinal droit.

La lymphite suppurée de la racine de la verge est ouverte par une seule ponction.

On applique des cataplasmes.

On donne le quart de la portion d'aliments.

Le 29. L'inoculation du pus fourni par l'ulcération du méat urinaire a produit la pustule caractéristique de l'ulcère syphilitique primitif. On détache l'épiderme soulevé par le pus, et l'on trouve au-dessous la peau taillée perpendiculairement dans toute son épaisseur par une ulcération à fond grisâtre.

Les ouvertures pratiquées sur les foyers purulents se sont ulcérées et agrandies. Partout la peau est décollée. Les lèvres du méat urinaire sont écartées et l'on cautérise avec le nitrate d'argent l'ulcération de la commissure supérieure.

On panse avec la pommade au calomel et à l'opium.

On donne la demi-portion d'aliments.

Le 30. L'ulcère de la cuisse, résultat de l'inoculation pratiquée le 25, est cautérisé avec de la pâte de Vienne.

Le 10 octobre. Quelques cautérisations avec le nitrate d'argent et des pansements avec le vin aromatique, dont on a prescrit l'emploi depuis quatre jours, ont amené une amélioration remarquable. Les foyers purulents se sont bien détergés, et leur fond a pris un bon aspect; de nombreux bourgeons charnus roses ont percé la couche grisâtre qui s'étendait à la surface. Les portions de peau décollée, que l'ulcération n'a pas détruites, ont contracté plusieurs points d'adhérence avec les tissus sous-jacents. Enfin la suppuration est moins considérable et la nature du pus de meilleure qualité.

On n'aperçoit plus d'ulcération au méat urinaire, et l'urèthre ne fournit plus de pus. L'ulcération de la cuisse cautérisée par la pâte de Vienne s'est recouverte d'une croûte légèrement déprimée. On l'a dessinée en cet état le 5 octobre. Aujourd'hui elle est desséchée et les tissus sous-jacents sont cicatrisés.

Même pansement, même régime.

Le 15. Les ulcérations présentent en plusieurs points les caractères de la période de réparation.

On ne remarque plus de décollement.

Même pansement.

On donne les trois quarts de la portion alimentaire.

Le 20. Partout le fond des ulcérations est rose et de bonne natu , l'étendue de leur surface est diminuée de plus de moitié.

Même pansement, même régime.

Le 25. L'ulcération de l'aîne et celle de la racine de la verge sont presque cicatrisées. On touche légèrement avec le caustique, et les pansements sont faits avec de la charpie sèche.

Le 29. Tout est cicatrisé, et nulle part on ne trouve d'induration.

Le malade sort de l'hôpital.

Obs. VII. — *Chancre, bubon et lymphite, inoculation du pus le jour de l'ouverture sans résultat et avec production de pustule par l'inoculation faite le lendemain; pustule inoculée avec résultat.*

Mass., âgé de 22 ans, entré le 2 décembre 1836, salle 8, n° 5.

Il y a six semaines que ce malade contracta des chancres de la couronne du gland; la forme des ulcères est régulière, arrondie; les bords de la base légèrement indurés. Pendant les premiers jours, il y a eu beaucoup d'irritation; mais l'état inflammatoire a bientôt cédé au régime et à des lotions émollientes; on n'a pas appliqué de traitement.

Depuis huit jours, vers la racine de la verge, à sa partie supérieure et droite, sur un lymphatique dont le trajet est marqué par une lign rouge et un cordon induré, une petite tumeur s'est formée; presqu'en même temps un bubon s'est développé dans l'aine droite.

Aujourd'hui, la tumeur lymphatique a suppuré. Dans le bubon, on ne peut encore reconnaître de fluctuation; toutefois la marche est très-aiguë; la tumeur a son siége dans les ganglions superficiels.

La surface des ulcères offre quelques points à la période de réparation.

Le 6. On ouvre l'abcès lymphatique et l'on inocule le pus du premier jet par des piqûres à la cuisse droite; le pus du fond du foyer n'est pas inoculé, parce qu'il est mêlé de beaucoup de sang.

On cautérise les chancres et l'on applique les pansements au vin aromatique.

Sur le bubon, on place des cataplasmes.

Le 7. Il n'y a pas de rougeur à la piqûre d'innoculation; on prend du pus au fond du foyer de l'abcès lymphathique et on le porte, par une seule piqûre, sur la cuisse gauche.

On applique le pansement au vin et on cautérise le foyer ouvert sur le trajet du lymphatique, car son aspect est tout à fait chancreux.

Le 10. L'inoculation faite le 6, à la cuisse droite, n'a rien produit; celle du 7 a donné la pustule caractéristique très-développée; on la déchire, et l'on inocule son pus à la cuisse droite par une piqûre.

Le 13. L'inoculation faite avec le pus de la pustule a donné un résultat positif. On détruit par la cautérisation cette dernière pustule.

Le bubon a suppuré; on l'ouvre et l'on inocule le pus du premier jet à la cuisse droite et le pus du fond à la cuisse gauche, au-dessus de la première inoculation; les chancres du gland sont presque guéris, mais leur base est indurée.

Le 16. L'inoculation du pus superficiel du bubon à la cuisse droite n'a rien donné, celle du pus profond à la cuisse gauche a produit la pustule caractéristique.

Les bords de l'incision d'ouverture ont pris l'aspect chancreux.

Contre la tendance à l'induration, on ordonne les pilules de proto-iodure de mercure, le sirop et la tisane sudorifique.

Le 20. Les chancres de la verge sont guéris; le lymphatique abcédé est à la période de réparation vicieuse; il y a peu de tendance à la cicatrisation par suite de l'induration de la base de l'ulcère.

Le bubon et les inoculations de la cuisse gauche sont à la période de progrès, on applique la cautérisation et le pansement au vin.

Le 30. Sous l'influence des pilules de proto-iodure, les ulcères ont pris un meilleur aspect, leur fond paraît rose, la suppuration est de bonne nature; l'inflammation a diminué.

Les inoculations de la cuisse gauche ont amené du décollement, mais afin d'exciter à la cicatrisation et à la production des bourgeons charnus, on les couvre d'un vésicatoire. Le bubon va mieux; il n'est plus couvert d'une membrane grisâtre, son fond est rose et produit des bourgeons charnus.

L'ulcération du vaisseau lymphatique a beaucoup diminué d'étendue et sa base indurée se résout bien.

10 janvier. L'induration qui restait au siége des chancres primitifs du gland a disparu; la plaie de la racine de la verge est fermée et laisse à peine un peu de dureté à la cicatrice; presque toute la surface du bubon inguinal est à la période de réparation franche.

Les chancres de la cuisse sont cicatrisés; il n'y a plus de base dure.

Le 27. Tout est guéri, et le malade sort de l'hôpital.

Pendant tout le traitement ce malade, lymphatico-sanguin, n'a paru éprouver aucune altération dans l'état satisfaisant de sa santé, et ses fonctions ont toujours été très-régulières.

Obs. VIII. — *Chancre, lymphite suppurée, bubon symptomatique, inoculation produisant la pustule caractéristique.*

Lar..., âgé de 22 ans, entré le 26 juillet, salle 7, n° 15.

Depuis neuf jours seulement, le malade s'est aperçu de la présence d'un chancre au frein; l'ulcère est très-peu étendu, et paraît avoir débuté il y a une vingtaine de jours, vu la période de réparation à laquelle il se trouve aujourd'hui. Sur le dos de la verge, on voit une tumeur abcédée, et qui paraît avoir été produite par un engorgement lymphatique; on sent le vaisseau tendu et légèrement induré, depuis l'insertion du prépuce jusques et au delà de la tumeur, vers l'aine droite, où se trouve un bubon naissant : ce bubon appartient aux ganglions superficiels ; il est encore sans adhérence aux parties environnantes, et douloureux au toucher. Il n'y a pas de blennorrhagie. Ce malade, d'un tempérament bilioso-sanguin, jouit, du reste, d'une bonne santé ; les fonctions digestives sont dans le meilleur état.

On place vingt-cinq sangsues sur le bubon ; on cautérise le chancre avec le nitrate d'argent, et l'on applique des pansements au vin aromatique.

Le 29. On ouvre la tumeur du dos de la verge ; elle fournit un pus jaunâtre, peu lié, qu'on inocule par une seule piqûre à la cuisse droite. Malgré l'application des sangsues, le bubon marche rapidement ; il est déjà adhérent. On place dessus un vésicatoire qui doit être pansé avec la solution du sublimé, à 20 grains par once d'eau.

1er août. L'inoculation de l'abcès lymphatique a produit la pustule caractéristique ; du reste, l'aspect du foyer présente tous les caractères du chancre ; les bords sont relevés et durs ; le fond se couvre d'une pulpe grisâtre. On cautérise avec le nitrate d'argent et l'on panse au vin aromatique. Dans le bubon, on sent déjà un point fluctuant. On cautérise la pustule de la cuisse droite.

Le 6. On ouvre le bubon, et l'on inocule son pus à la cuisse gauche. Pour le reste, même pansement. Le chancre du frein est presque guéri; celui de la verge offre un fond rosé.

Le 8. Les piqûres du 6 n'ont rien produit; pourtant les bords de l'incision faite sur le bubon sont ulcérés; on inocule de nouveau à la cuisse droite.

Le 12. L'inoculation du 8 a réussi et produit la pustule; on cautérise; la première pustule cautérisée a résisté à l'action du caustique: on panse avec du vin aromatique.

La base du bubon est dure, la suppuration peu abondante; il y a peu de tendance à la réparation; on suspend le vin aromatique, et l'on panse avec de l'onguent mercuriel et des cataplasmes.

Le 18. Le chancre de la verge offre quelques bourgeons; sa surface est belle et rosée, l'ulcère du frein a disparu sans laisser d'induration.

La surface du bubon suppure bien, et sa base paraît se résoudre.

Le 21. Pour le bubon, on reprend la cautérisation et le vin aromatique; l'induration a presque complètement disparue.

Les pustules d'inoculation des cuisses se sont agrandies en décollant la peau.

Le 25. Pour obtenir le recollement de la peau détachée par l'action du pus chancreux, on place sur chaque ulcère des cuisses un vésicatoire, et l'on remplit le foyer de poudre de cantharides; le chancre lymphatique de la verge est en bonne voie de guérison; il ne reste plus qu'un quart de la surface à cicatriser.

10 septembre. Le bubon est presque guéri; l'ulcère de la verge a disparu; les pustules d'inoculation, depuis l'application de la poudre de cantharides, ont pris un aspect de réparation; la peau s'est presque partout recollée.

Le 20. Le bubon est guéri; il ne reste pas d'induration; on cautérise légèrement les ulcères des cuisses afin d'en sécher la surface.

Le 27. Tout est bien guéri. Le malade sort de l'hôpital.

Obs. IX. — *Chancre régulier, bubon symptomatique, lymphite suppurée, inoculation produisant la pustule caractéristique dans tous les cas.*

Maison, âgé de 31 ans, entré le 2 août 1836, salle 7, nº 33.

La date du début d'un chancre du limbe du prépuce et du frein ne peut être précisée, seulement, il y a une vingtaine de jours qu'un bubon s'est montré à droite; en même temps, un vaisseau lymphatique sur le dos de la verge, se dirigeant vers la tumeur de l'aine, a marqué son trajet par de la rougeur et un point dur, vers le milieu de la face dorsale de l'organe. Il y a une dizaine de jours, qu'après avoir découvert le gland, le malade n'a pu ramener le prépuce, et un paraphimosis s'est établi.

Aujourd'hui, le chancre du frein est encore à la période de progrès, ainsi que celui du limbe du prépuce, qui s'est étendu en inoculant la division de la peau, opérée par la pression de la bride du paraphimosis ; la muqueuse du prépuce renversé forme un bourrelet dur, sur lequel on voit quelques points ulcérés.

La petite tumeur lymphatique a suppuré et s'est ouverte spontanément depuis hier ; le bubon est en pleine suppuration au sommet.

3 août. On inocule le pus recueilli au bourrelet du paraphimosis, par une seule piqûre à la cuisse droite.

L'ulcération ayant détruit la bride du paraphimosis, on se contente d'appliquer de la charpie imbibée de vin aromatique ; même pansement pour le chancre du frein, on cautérise avec le nitrate d'argent.

Le 6. L'inoculation du 3 a produit la pustule caractéristique.

Le 8. On cautérise la pustule et l'on inocule le pus de l'ulcère résultant de l'ouverture spontanée de la lymphite du dos de la verge, on ouvre le bubon qui donne beaucoup de pus.

Le 9. On inocule le pus du bubon à la cuisse gauche.

Le 12. Les inoculations du 8 et du 9 ont réussi, et la pustule est belle ; la première pustule d'inoculation, cautérisée et pansée au vin, est presque guérie. On cautérise les deux dernières.

Le bubon offre de l'induration à sa base, on le panse avec de l'onguent mercuriel et des cataplasmes.

Le 29. Le chancre du frein est guéri ; celui du prépuce est en voie de cicatrisation ; la surface du bubon offre quelques bourgeons charnus, il y a bien moins d'engorgement à la base.

Sur la cuisse gauche, les pustules ont résisté à la cautérisation ; on les panse au vin aromatique.

10 septembre. Le chancre du prépuce est presque guéri. Même pansement au vin aromatique avec addition de tannin.

Le 20. Le chancre du frein est cicatrisé, les inoculations de la cuisse sont en bonne voie de réparation.

Le 30. La cuisse est guérie, le bubon est couvert de bourgeons charnus ; on cautérise légèrement pour cicatriser.

3 octobre. Tout est guéri. Le malade sort.

Les cinq observations que nous venons de citer sont empruntées à M. Ricord. Les deux premières sont tirées de son Atlas et les trois autres de son Traité pratique des maladies vénériennes. On a pu remarquer que chez tous les malades observés la lymphite s'est terminée par suppuration.

Heureusement il n'en est pas moins toujours ainsi, et dans la moitié des cas environ la lymphangite qui vient compliquer le chancre mou ne suppure pas ; car dans un tableau d'inoculation M. Ricord ne fait figurer que 11 cas de lymphite sur 271 cas de bubons chancreux, et, sur ces 11 cas, cinq fois seulement l'angioleucite du dos de la verge ne s'est pas terminée par résolution.

C'est du quinzième au vingtième jour après le début du chancre mou, en même temps que se développe l'adénite inguinale, que le malade remarque une traînée rouge qui sillonne soit les parties latérales soit la partie dorsale de la verge. Cette ligne rouge suit le trajet d'un lymphatique qui part de la base du chancre pour aller se rendre dans les ganglions inguinaux droits ou gauches.

Cet accident local s'accompagne d'une douleur plus ou moins intense qui s'irradie le long du vaisseau enflammé, pour gagner les aines et même la partie interne des cuisses. Alors le tissu cellulaire s'infiltre dans les endroits où il est le plus lâche, dans les parties les plus déclives, comme les parties latérales du frein et même la totalité du prépuce. La verge se tuméfie, devient rouge, et cependant le mal semble vouloir se circonscrire et ne s'étendre guère au delà du trajet du lymphatique.

Par le toucher on peut apprécier quelques caractères de cette angioleucite. Nous avons vu que dans la blennorrhagie le cordon du dos de la verge était à peu près régulier et ne présentait que rarement des nodosités sur son trajet. Ici, au contraire, en explorant, on sent que les vaisseaux lymphatiques forment sur le dos ou sur les parties latérales du pénis des renflements inégaux, souvent assez volumineux pour se montrer en saillie. Ces renflements plus ou moins distancés, ces points noueux au nombre de deux ou trois, quelquefois en plus grande quantité, sont échelonnés depuis la lésion primitive jusqu'à la racine de la verge.

De toutes les lymphangites de la verge, c'est celle dont nous nous occupons qui offre la plus grande intensité dans les phénomènes inflammatoires. Ainsi la lymphite blennorrhagique passe le plus souvent inaperçue, et la lymphite symptomatique du chancre infectant conserve toujours son caractère d'indolence.

Mais passons rapidement sur les symptômes, car à part ces renflements inégaux, à part cette intensité dans les phénomènes inflammatoires, jusqu'à présent tout se passe ici comme dans la lymphangite inflammatoire de la blennorrhagie. Maintenant elle va tendre à la résosolution et tout sera terminé en peu de jours, ou, au contraire la phlegmasie va suivre son cours pour s'aggraver et tendre à la suppuration.

« Dans ce dernier cas, dit M. Rollet, qui a très-bien décrit ces lymphites chancreuses, les douleurs augmentent rapidement, le cordon du dos de la verge devient plus volumineux et un ou plusieurs des renflements qu'il présentait prennent de grandes proportions et deviennent phlegmonneux. Il se forme autant d'abcès qu'il y a de nodosités phlegmonneuses le long des lymphatiques : un, deux, trois, rarement plus. Ces abcès ont ceci de particulier que la suppuration s'y forme sur tous les points en même temps ou à peu près. Le sommet n'est guère plus ramolli que la base. Bien plus, pour peu qu'on tarde à les ouvrir la peau qui les recouvre devient tellement mince qu'on dirait une ampoule purulente plutôt qu'un abcès. On ne saurait mieux les comparer, mais seulement sous le rapport de la rapidité avec laquelle ils suppurent, qu'aux abcès métastatiques de l'infection purulente. Le pus de ces abcès est en partie phlegmoneux et de bonne nature, en partie sanieux, grisâtre, mêlé de sang. Le pus sanieux est celui qui prédomine d'habitude, lorsqu'il ne remplit pas seul tout le foyer.

« Après l'ouverture de l'abcès, la peau distendue revient sur elle-même, la poche se resserre et devient plus superficielle, moins anfractueuse. Le fond de l'abcès apparaît alors avec les caractères du chancre simple, c'est-à-dire avec une surface grisâtre, pultacée, comme diphthéritique. Les bords de l'ouverture, qui avaient dans le principe l'apparence d'une solution de continuité simple, s'inoculent et se présentent avec un liséré superficiel de même couleur que le fond de l'abcès.

« Plus on va, et plus les parois de l'abcès se soulèvent pour se mettre de niveau avec le tégument; plus aussi l'ouverture s'agrandit par les progrès de l'ulcération chancreuse qui s'y est établie. C'est ainsi que la peau qui recouvrait l'abcès se détruit peu à peu et que le fond se découvre et prend tout à fait l'aspect du chancre tel qu'on l'observe à la superficie des muqueuses ou de la peau.

« Il arrive quelquefois qu'avec un petit stylet on peut pénétrer du centre de l'abcès dans des conduits fistuleux qui suivent la direction des vaisseaux lymphatiques, soit du côté de la verge soit du côté du pubis. Peut-être même ces fistules sont-elles les vaisseaux lymphatiques eux-mêmes avec des parois plus développées et un calibre plus fort qu'à l'état normal. Il est certain que parfois les abcès chancreux du dos de la verge communiquent entre eux lorsqu'ils sont multiples. Ce qui est encore plus certain, c'est qu'ils fournissent en abondance du pus chancreux réinoculable et que le virus a dû nécessairement arriver du chancre qui a engendré l'abcès à l'abcès lui-même à travers les vaisseaux lymphatiques. »

Donc, lorsque ces abcès symptomatiques du chancre simple s'ouvrent, ils mettent à découvert un foyer offrant tous les caractères de l'ulcère primitif, ulcère qui fournit du pus réinoculable. C'est là un fait capital qui a été démontré par M. Ricord à l'aide des observations que nous rapportons. Dans les observations V et VI; l'inoculation du pus chancreux et venant de l'abcés lymphatique a été tout à fait accidentelle et a eu pour résultat le développement régulier de chancres mous dans les parties atteintes. L'observation VII présente ceci de remarquable que l'inoculation faite avec le pus du premier jet n'a produit aucun résultat, et qu'au contraire le pus du fond de l'abcès inoculé le lendemain a produit la pustule caractéristique. Voilà un phénomène bizarre en apparence et qu'on a expliqué de la façon suivante : autour du lymphatique enflammé, il s'est développé un abcès par propagation de l'inflammation sans communication aucune avec le trajet du vaisseau engorgé. Le bistouri a d'abord atteint cette collection purulente. C'est le pus fourni par le *premier jet*, c'est-à-dire le pus de l'abcès péri-vasculaire, qui a été inoculé et par conséquent ne pouvait rien produire. Au contraire, pour l'inoculation du lendemain qui a produit un résultat positif on avait pris le pus au fond de l'abcès, c'est-à-dire celui qui venait du lymphatique suppuré.

Il était donc tout naturel de se demander comment se faisait l'introduction du principe chancreux dans l'intérieur des vaisseaux lymphatiques. MM. Ricord et Rollet n'ont pas manqué de se poser cette question et voici dans quel sens ils la résolvent :

« Le pus virulent, dit M. Ricord, qui baigne la surface de l'ulcération chancreuse, pénètre les extrémités ulcérées et béantes des vaisseaux lymphatiques. Ce pus traverse rapidement les canaux d'absorption qu'il laisse intacts, en général, probablement en raison de la grande rapidité avec laquelle s'effectue la circulation de ces conduits ; puis il arrive aux ganglions. Retenu à l'intérieur de ces organes dont l'action est de retenir le cours de la lymphe qu'ils doivent élaborer, le pus virulent y exerce une action spécifique, c'est-à-dire produit une inoculation bientôt suivie de la formation d'un chancre. » (Leçons sur le chancre, 1858, p. 36.)

Quant à M. Rollet, après avoir réfuté l'opinion de Hunter qui expliquait l'introduction du pus par le mécanisme de l'absorption physiologique, il se joint à l'interprétation de M. Ricord : « L'entrée du principe virulent du chancre simple dans les voies lymphatiques est donc un fait purement accidentel, une complication éventuelle qui par cela même n'a rien à démêler avec le phénomène régulier, constant et tout physiologique de l'absorption proprement dite. Elle est probablement le résultat de l'érosion des lymphatiques par le chancre, érosion qui dans les cas particuliers où elle s'effectue permet au pus chancreux de s'introduire en nature dans ces vaisseaux.

« Une fois là, le pus chancreux peut aller inoculer directement le ganglion ; ou bien il n'inocule que les voies lymphatiques ; mais dans l'un et l'autre cas l'inoculation se fait sur les points mêmes où la circulation rencontre des obstacles. Nous dirons bientôt comment le pus chancreux est arrêté dans les ganglions. Il est arrêté aussi dans les vaisseaux lymphatiques et cela par les valvules dont les vaisseaux sont pourvus, car c'est précisément au niveau des valvules lymphatiques, et par conséquent dans des points qui sont à un certain degré des obstacles à la circulation, que se forment les abcès de la lymphite chancreuse : ainsi s'explique la disposition de ces abcès en chapelet, lorsqu'ils sont multiples. » (Rollet, *loc. cit.*, p. 254.)

Une fois que le lymphatique a suppuré et que l'abcès a revêtu les caractères de l'ulcère primitif, les choses se passent comme dans le chancre mou. Le pus conserve longtemps sa spécificité virulente, et ce n'est que pendant la dernière période, au moment où l'ulcère va se cicatriser, que le liquide sécrété perdson caractère contagieux. L'ulcération passe par les trois périodes, d'augment, d'état et de régression.

La durée de l'abcès lymphatique chancreux est très-variable. Dans un grand nombre de cas il se cicatrise en quelques semaines, mais souvent la cicatrisation se fait attendre beaucoup plus longtemps. Cette catégorie d'abcès lymphatiques peut se compliquer comme le chancre simple de phagédénisme, et c'est là un accident grave, en ce sens qu'il peut être sur la verge l'occasion de désordres considérables. On a encore signalé comme complication possible, mais moins sérieuse, le développement de bourgeons saillants, fongueux, végétants, qui lui donnent l'aspect d'un tubercule plat ou d'une plaque muqueuse (Follin).

La lymphangite aiguë qui se développe sous l'influence du chancre mou peut présenter deux variétés : La plus fréquente, celle que nous venons de décrire, est l'angioleucite qui revêt un caractère virulent. Mais cette inflammation peut être sans spécificité, l'ulcération vénérienne agissant comme cause d'irritation vulgaire. Nous n'avons pas parlé de cette variété possible ; parce qu'elle est rare, parce qu'elle ressemble en tout point à toutes les lymphites inflammatoires, parce qu'on ne peut la distinguer de la lymphangite chancreuse que lorsque la suppuration a lieu.

Le traitement des lymphangites virulentes est le même que celui des bubons chancreux dont tous les auteurs que nous venons de citer dans ce chapitre, entres autres Ricord et Rollet, ont parlé longuement.

Nous arrivons donc à conclure :

1° Que le chancre mou peut se compliquer de lymphangite.

2° Que cette lymphangite peut être sympathique, ou revêtir un caractère virulent. Ce dernier cas est le plus fréquemment observé ;

3° Que l'angioleucite virulente se termine presque toujours par suppuration ;

4° Qu'à l'ouverture de l'abcès l'ulcération prend les caractères du chancre mou et que le pus qu'elle fournit donne lieu par l'inoculation à la pustule caractéristique de l'ulcère primitif.

CHAPITRE IV.

DE LA LYMPHANGITE SYPHILITIQUE.

Obs. X. — C..., Emile, âgé de 42 ans, cordonnier, se présente à la consultation de M. Horteloup, à l'hôpital du Midi, le 5 mai 1877. Il est admis à occuper le lit 14 de la salle 11.

Nous constatons un phimosis complet ; le prépuce qui est considérablement œdématié ne peut être ramené en arrière du gland ; l'orifice rétréci laisse écouler un pus peu abondant, mais crémeux et bien lié. En palpant le prépuce, on sent, au niveau de l'endroit qui correspond à la rainure balano-préputiale, une dureté profonde, cartilagineuse, qui donne la sensation d'un morceau de caoutchouc pressé entre les doigts.

Le malade nous raconte qu'il y a deux mois, trois semaines environ après le coït suspect, il a vu en arrière du gland, du côté gauche, une petite plaie qui a suppuré. Il y attachait une médiocre importance, quand survint l'œdème du prépuce, puis sur le dos de la verge œdématiée aussi, une plaie qui se couvrit d'une croûte. Les érections étaient douloureuses et lui donnaient la sensation d'une corde fortement tendue, sur le dos du pénis, depuis le gland jusqu'à la racine.

Aujourd'hui, inquiet de son état, il demande à entrer dans le service. Outre le phimosis et l'induration sous-préputiale, nous constatons encore à deux travers de doigt de l'extrémité de la verge, un chancre dit : ecthymateux, large comme une pièce de 50 centimes, couvert d'une croûte brunâtre de 1 à 2 millimètres d'épaisseur et reposant sur le trajet du vaisseau lymphatique.

Le vaisseau lymphatique prend naissance dans l'induration cartilagineuse sous-préputiale, passe sous le chancre croûteux, et va se perdre au niveau de la racine de la verge. En l'explorant, on sent qu'il est dur, bosselé en deux ou trois endroits différents, et qu'il roule sous le doigt.

Les ganglions de l'aine gauche sont volumineux, mais ne font nullement souffrir le malade. Il existe du côté droit un autre ganglion de la taille d'une amande, indolent aussi, comme les premiers.

6 mai. Le malade est mis au traitement. Il prend un bain, à la suite duquel la croûte du chancre ecthymateux tombe, et en laisse apercevoir un autre de couleur brune verdâtre qui est très-mince. La verge est maintenue en même temps dans une position un peu élevée.

Du 6 au 20. Le malade est soumis au même traitement; l'œdème du prépuce diminue rapidement, et le 27 mai, au matin, le phimosis peut être réduit.

Le 27. Nous constatons alors dans le sillon balano-préputial du côté gauche, un chancre infectant, de nature ulcéreuse, de la largeur d'une pièce de 20 centimes. Le chancre croûteux, complètement cicatrisé, ne laisse pas d'induration; la place qu'il a occupée est simplement révélée par la cicatrice. La lymphite est un peu moins prononcée. Les ganglions de l'aine sont toujours assez gros. Syphilide papuleuse du tronc, des membres, des bourses et du visage.

Rien du côté de la bouche.

Le malade se plaint de maux de tête qui augmentent vers le soir.

Traitement. — Iodure de potassium.

La semaine suivante, le chancre ulcéreux étant presque cicatrisé, le malade, voyant que sa syphilide a diminué, quitte l'hôpital.

Obs. XI. — M. ... Th..., âgé de 22 ans, boulanger, entre dans le service de M. Horteloup le 26 mai 1877, salle 9, nº 15.

Il raconte que, trois semaines après avoir eu des rapports sexuels, il a vu apparaître dans le sillon balano-préputial du côté gauche, un petit bouton qui s'est ouvert et a suppuré, pour arriver à l'état où il se trouve maintenant. L'apparition du bouton suspect date d'environ six semaines. En même temps, un autre se montrait sur la face dorsale de la verge. Ce bouton s'est ouvert comme le précédent, après quoi il s'est recouvert d'une croûte. Le malade n'a pu nous dire si l'un avait précédé l'autre dans son apparition.

Actuellement, le malade présente dans le sillon balano-préputial du côté gauche un chancre induré ulcéreux de la largeur d'un centimètre environ, et sur le dos de la verge un chancre dit croûteux ou ecthymateux, ayant à peu près un centimètre sur deux de superficie. La croûte qui recouvre l'ulcère est de couleur brunâtre ; elle tombe à la suite d'un bain que prend le malade, pour se reformer bientôt et tomber de nouveau. Cet ulcère croûteux repose sur une base indurée à aspect violet sale. Un lymphatique de la grosseur d'une grosse aiguille à tricoter part de la base du chancre dit ecthymateux, et se dirige sur le dos de la verge où on peut le suivre jusqu'au ligament suspenseur. C'est un cordon dur qui présente des bosselures inégales sur son trajet. Dans le pli inguinal du côté gauche, on trouve le chapelet ganglionnaire, on le retrouve aussi du côté droit, mais plus accusé à gauche qu'à droite.

Ce sont les seuls accidents que le malade accuse à son entrée.

Traitement. — Injection d'eau alcoolisée. Pilules de protoiodure.

Les organes génitaux du malade sont moulés.

31 mai. Le chancre dit ecthymateux est cicatrisé, et l'on ne voit que la trace de la cicatrice qui a un aspect violacé. La lymphatique est toujours indurée, le chancre du sillon balano-préputial suppure encore.

Le malade sort de l'hôpital dans le courant de la semaine suivante.

Obs XII.—L... (Louis), âgé de 18 ans, bijoutier, entre le 18 juillet 1877, salle 9, nº 5.

Ce malade nous raconte, sans préciser cependant d'une manière certaine, que quinze jours après le coït suspect, il a vu apparaître dans le sillon balano-préputial du côté droit un petit bouton qui a bientôt disparu. Il s'en inquiète peu et continue ses relations, mais quinze jours après la disparition du bouton, à l'endroit où il avait siégé, un chancre se développe. Il se présente alors à la consultation de M. le Dr Mauriac et il est admis dans le service, salle 8, lit 30. Le malade se trouvait alors possesseur de deux chancres syphilitiques : le premier, à la partie supérieure du sillon très-volumineux à base indurée ; le second, plus petit, sur la partie latérale du côté droit. Huit jours après, étant encore dans le service, il survient, à la partie inférieure de la verge, un second bouton qui se recouvre d'une croûte. Il ne juge pas à propos de parler de ce nouvel accident. C'est à ce moment, onze jours après son entrée, qu'il est obligé de quitter l'hôpital pour des affaires de famille.

Mais les chancres du sillon et l'ulcère croûteux qui s'agrandit de plus en plus, ne se guérissant pas, il se décide, le 18 juillet, à se présenter à la consultation de M. Horteloup, qui l'admet dans son service, où il est, salle 9, lit nº 5.

On constate actuellement la présence de deux chancres syphilitiques, car le prépuce étant le siége d'un œdème peu considérable, n'empêche pas de découvrir le gland. Le premier, situé en arrière du gland, dans la rainure, mesure environ 2 centimètres sur 1. La base est le siége d'une induration cartilagineuse. C'est un chancre infectant type. Le second, plus petit, moins induré à sa base, est situé à droite du premier. Il a les dimensions d'une pièce de 20 centimes.

A la partie inférieure de la verge, sur le fourreau, à 3 ou 4 centimètres de l'extrémité de l'organe génital, on constate une ulcération croûteuse reposant sur une base indurée, de la largeur d'une pièce de 2 francs. La croûte que le malade a enlevée déjà plusieurs fois est d'un rouge brun, plus ou moins épaisse, suivant qu'il la laisse à demeure plus ou moins longtemps. De la base de l'induration, part un vaisseau lymphatique induré, qui se dirige en contournant la verge pour arriver à sa partie dorsale, vers le ligament suspenseur. On ne peut le suivre que jusqu'à ce niveau. Ce vaisseau lymphatique, de la grosseur d'une plume de corbeau, porte sur son trajet, plusieurs renflements ayant la même dureté que lui. Le chancre ulcéreux du sillon est relié à l'ulcère croûteux par un autre lymphatique engorgé, mais de plus petite taille.

Les ganglions inguinaux sont pris, aussi bien du côté droit que du côté gauche; cependant l'induration du chapelet ganglionnaire est plus caractéristique à droite.

A ce moment, le malade ne présente aucune trace de syphilide sur le corps et n'a rien du côté de la gorge.

Jusqu'à ce jour, on ne lui a prescrit pour tout traitement que des lavages à l'eau alcoolisée et des frictions avec de l'onguent napolitain sur ses chancres.

Obs. XIII. — G..., Jean, âgé de 35 ans, charcutier, entré le 7 juillet 1877, salle 9, lit nº 7.

Ce malade, quinze jours après avoir vu une femme, constate une ulcération dans le sillon balano-préputial du côté droit. Il ne s'en inquiète pas et reste un mois sans prendre aucun soin. Mais le prépuce s'œdématie d'une façon considérable, et ne peut être ramené en arrière du gland. C'est dans cet état qu'il se présente à la consultation de M. le Dr Horteloup, le 7 juillet. Il est admis dans le service, et nous constatons un phimosis complet. Par l'ouverture rétrécie du prépuce, on voit s'écouler un pus crémeux et lié qui s'échappe en plus grande quantité orsqu'on presse sur l'extrémité de la verge. En examinant le prépuce œdématié, et en pressant sur lui au niveau qui correspond au sillon du côté droit, on sent une dureté profonde, cartilagineuse, révélatrice du chancre syphilitique que nous ne pouvons voir, mais que le malade a constaté lorsqu'il pouvait encore découvrir son gland.

Sur le dos de la verge, à 1 centimètre environ de son extrémité, on voit un ulcère croûteux de la largeur d'une pièce de 1 franc. L'induration sur laquelle il repose n'est pas très-caractéristique. La croûte, de couleur brune assez épaisse, est déjà tombée plusieurs fois. Le malade dit que l'ulcère croûteux s'est développé en même temps que le chancre sous-préputial. Il n'y a pas de lymphangite, apparente du moins, entre le chancre ulcéreux du sillon et l'ulcère croûteux ; mais de ce dernier part un lymphatique engorgé, dur, présentant sur son trajet des bosselures pour se rendre aux ganglions inguinaux. Les ganglions pinguinaux du côté droit, ainsi que ceux du côté gauche, sont pris et présentent la dureté caractéristique de la pléiade ganglionnaire symptomatique du chancre induré.

Il y a quinze jours qu'une syphilide papuleuse d'une extrême confluence a reco_vert le corps, les membres et les organes génitaux.

Rien du côté de la gorge.

Traitement. — Bains de sublimé. Injections d'eau alcoolisée sur le prépuce. Pilules de protoiodure.

Obs. XIV. — *Blennorrhagie ancienne, chancre syphilitique du frein, chancre ecthymateux du prépuce, lymphangite du dos de la verge, adénite inguinale.*

Bar... (André), âgé de 19 ans, fouettier, entré le 11 juillet 1877, salle 11, lit 15, service de M. Horteloup.

A la fin de janvier, ce malade a été affecté d'une blennorrhagie suivie vingt jours après d'une épididymite du côté droit. Application à ce moment de dix sangsues sur le trajet du cordon. Aujourd'hui la chaudepisse est guérie, mais on retrouve encore des traces de l'épididymite.

Il y a un mois ce malade a eu des rapports sexuels, et, quinze jours après ces rapports il voyait apparaître en arrière du frein et sur le prépuce deux petits boutons.

Il se présente alors à la consultation et on constate, en arrière du frein, un chancre ulcéreux de très-petites dimensions ; l'induration qui siége à la base est de la grosseur d'un pois. Sur la face postéro-externe du prépuce du côté droit on voit un chancre croûteux de la largeur d'une pièce de vingt centimes. Ce chancre, qui s'est développé à peu près en même temps que le précédent, est recouvert d'une croûte d'un rouge brun, croûte qui s'est renouvelée déjà plusieurs fois. En pressant la croûte on fait sortir une notable quantité de pus.

On sent sur la verge un lymphatique engorgé qui présente une ou deux bosselures indurées. Ce lymphatique prend naissance à la base du chancre et disparait bientôt dans la direction de la racine du pénis. Il existe à droite un bubon qui a de la tendance à suppurer. L'engorgement ganglionnaire du côté gauche est indolent. Rien sur le corps, rien du côté de la bouche.

Traitement. Pansements avec eau alcoolisée.

Obs. XV.— Le nommé F... (Emile), âgé de 20 ans, exerçant la profession de fouettier, entre, le 8 novembre 1876, dans le service de M. Horteloup, salle 12, lit n° 8.

Les organes génitaux du malade sont moulés et placés dans le musée du chef de service.

On constate sept ou huit chancres syphilitiques en couronne, situés à la partie antérieure du prépuce œdématié. On remarque aussi un phimosis complet et l'ouverture du prépuce laisse échapper du pus. Ce pus vient du canal, car le malade est atteint d'un écoulement blennorrhagique depuis trois semaines.

Les ganglions de l'aine sont engorgés.

Sur le dos de la verge, un lymphatique, allant du prépuce au ganglion de l'aine s'enflamme. Sur son trajet, à trois centimètres de l'extrémité de la verge, une tumeur se développe et devient bientôt fluctuante. Après l'avoir ouverte, M. le Dr Horteloup réussit à passer un crin sous le lymphatique qui a été le point de départ de l'abcès. C'est donc bien un abcès lymphatique.

Mais l'abcès du fourreau de la verge revêt bientôt tous les caractères d'une ulcération syphilitique, de ce chancre appelé : chancre ecthymateux.

Un ganglion s'est enflammé dans l'aine droite.

La peau se couvre de marbrures.

Traitement. Bains de sublimé. Pilules de protoiodure.

Le malade sort guéri le 1er décembre 1876.

« La découverte de cette vérité, dit Hunter, que les lymphatiques constituent un système de vaisseaux absorbants, a jeté plus de lumière, sur un grand nombre de maladies, que la découverte de la circulation du sang. » En effet, avant lui, et avant que son frère William eut appelé l'attention sur l'absorption par les lymphatiques, on ne savait rien sur l'inflammation des absorbants de la verge dans les maladies vénériennes. On ne peut pas attacher de valeur à l'opinion des médecins qui n'avaient aucune connaissance des vaisseaux lymphatiques et qui voyaient dans ces maladies un émonctoire d'une humeur phlegmasique sécrétée par le foie, une viciation de la lymphe, une métastase etc., etc. (Frollin.) Il faut arriver jusqu'à Sœmmering pour trouver une étude sérieuse des maladies du système absorbant et de la lymphangite symptomatique du chancre infectant. Voici, d'ailleurs, comment il s'exprime dans son livre intitulé : De morbis vasorum absorbentium corporis humani (1795) : « Si vasa absorbentia penis, a glande et prœputio orta, per totum dorsum ejusdem ludentia, viru venereo turgida usque ad glandulas superiores in bubones per illud miasma transmutatas, exporrecta digitis et post mortem etiam oculis sese offerunt. Atque hic eo melius percipiuntur, quo aptius hoc membrum ad illud experimentum exstat, non enim pinguedine, ut reliquæ corporis partes circumfunditur. Neque hæc in cole tantum, sed et reliquis in partibus observantur, adeo ut virus veneiré viam presso pede quasi legere possumus.

Durities ista vasorum sorbentium, viru venereo affectorum non tam ab incrassatione tunicarum et appositione lymphæ ad parietes internas eorum, quam potius ab inflammatione in telam cellulosam circumjacentem transeunte oriri videtur. » (§. XXXV.)

Puis, après Sœmmering, après Vacca Berlinghieri, qui en 1800, indiqua, dans son Traité des maladies vénériennes, ces lymphangites syphilitiques, il faut venir jusqu'à M. Ricord pour en entendre parler de nouveau. Voici ce qu'il en dit dans sa vingt-septième lettre sur la syphilis : « Comme dans l'adénopathie aiguë, virulente, symptomatique du chancre non induré, une lymphangite peut précéder et accompagner l'engorgement glanglionnaire dont il est question. Ici, le cordon lymphatique est dur, indolent, quelquefois noueux sur le trajet des valvules. On peut facilement le soulever et le circonscrire quand il siége sur la face dorsale de la verge. A la couronne du gland, sous la *conjonctive préputiale*, on trouve des cordons flexueux, serpentants, et pour peu qu'on tende sur eux la semi-muqueuse, celle-ci se décolore et les cordons restent blacchâtres, ce qui n'a pas lieu dans les lymphangites inflammatoires. Cet états des vaisseaux lymphatiques à la suite du chancre induré pourrait être confondu avec d'autres lésions de ces même vaisseaux, si on n'avait, pour le différencier, le chancre induré d'où les vaisseaux émanent, et l'affection des ganglions auxquels ils aboutissent. Du reste, dans cette espèce d'angiopathie lymphatique, la peau voisine, sans changer de couleur, est fréquemment œdémateuse, mais c'est une variété d'œdème en quelque sorte gélatiniforme et sur lequel le doigt ne fait pas d'empreinte. »

Sœmmering, Vacca et Ricord ont donc parlé de cette altération des vaisseaux lymphatiques partant du chancre et se dirigeant vers les ganglions les plus voisins ; toutefois, ces auteurs ont plutôt indiqué que décrit cette lymphite spéciale dont ils paraissent cependant avoir méconnu la fréquence. (Bassereau.)

Aussi ce n'est que plus tard que cette complication du chancre syphilitique a été bien étudiée ; et ce n'est qu'en 1852 que Bassereau, d'abord, et Rollet, plus tard, ont bien décrit les caractères du lymphatique malade.

« Les glanglions situés dans le voisinage d'un chancre, dit Bassereau, peuvent s'engorger sans qu'on puisse trouver de lésion appréciable dans les vaisseaux soit veineux, soit lymphatiques allant de l'ulcère à l'adénite. Mais il n'en est pas toujours ainsi, et dans un grand nombre de cas d'érythème syphilique, les vaisseaux lymphatiques présentaient une hypertrophie et en même temps une induration caractéristique qui commençaient au chancre et arrivaient plus ou moins près de la chaîne ganglionnaire voisine.....

« C'est particulièrement dans les cas de chancres des organes génitaux qu'il est facile d'observer cette affection des vaisseaux lymphatiques ; cependant on peut la constater dans d'autres régions.....

« A considérer seulement le cas où la lymphite eut un certain degré d'acuité, c'est du quinzième au vingtième jour de la contagion qu'il faudrait faire dater son début, car c'est à cette époque que les malades commencent à ressentir une douleur dans la direction des vaisseaux lymphatiques allant du chancre au bubon.

« La lymphite indurée, qui accompagne les chancres du prépuce et du gland, suivait habituellement le trajet de l'artère et des veines dorsales du pénis; quelquefois elle longeait les faces latérales des corps caverneux. Le plus souvent on ne trouvait qu'un cordon lymphatique induré. C'est par le toucher qu'on appréciait les différents caractères de cette lymphite..... »

Et l'auteur, après avoir montré que le lymphatique est dur, bossué en différents endroits, que les renflements sentis ont la forme olivaire et qu'ils roulent sous le doigt ainsi que le cordon, ajoute : « La lymphite indurée partant d'un chancre du prépuce ou du gland, s'étendait en général à sept ou huit centimètres de l'ulcère. Quelquefois on pouvait suivre le trajet du lymphatique malade jusqu'à la racine de la verge, mais au delà, il était difficile de le distinguer, soit dans l'épaisseur du tissu cellulaire de la région pubienne, soit à son point de jonction avec les ganglions tuméfiés.

« Tantôt le vaisseau lymphatique induré était d'un calibre uniforme dans toute sa longueur, tantôt il allait en s'effilant à l'une de ses extrémités; ou bien enfin, il présentait dans tout son trajet un certain nombre de renflements. Dans les cordons lymphatiques très-volumineux les renflements avaient la forme olivaire; ils étaient séparés par des intervalles à peu près égaux et l'on en pouvait compter quatre ou cinq dans l'étendue de la face dorsale de la verge.....

« La lymphite indurée est le plus souvent terminée par résolution, trois fois cependant je l'ai vu suppurer. La base indurée du chancre se transforma en tumeur phlegmoneuse qui s'ouvrit après un travail inflammatoire très-lent. Un liquide moins épais et plus blanc que le liquide phlegmoneux s'en écoulait. La plaie resta longtemps fistuleuse, elle était en communication avec l'intérieur du lymphatique hypertrophié, comme il était facile de s'en assurer au moyen de la sonde cannelée qu'on pouvait faire pénétrer jusqu'au pubis en parcourant le calibre du lymphatique malade qui dans les trois cas longeait la face dorsale des corps caverneux.

« Ce sont particulièrement les faits de ce genre qui ont attiré l'attention de Vacca Berlinghieri et de M. Ricord, qui tous deux ont parlé de ces fistules lymphatiques du dos de la verge. J'ai eu l'occasion de disséquer un de ces vaisseaux fistuleux chez un sujet qui succomba à une maladie aiguë dans le cours de la syphilis. J'ai pu constater que l'artère et les veines dorsales du pénis étaient dans un état de parfaite intégrité et que le canal fistuleux n'était qu'un vaisseau lymphatique hypertrophié à parois dures et épaisses, diminuant de volume vers son extrémité pubienne, et allant se perdre dans les ganglions inguinaux droits, tandis que son autre extrémité se terminait dans le tissu qu'avait occupé l'induration du chancre. » (Bassereau).

C'est cette description, si précise et si fidèle, de la maladie qui a été reprise et complétée par Rollet, dans le passage suivant de son Traité des maladies vénériennes :

« Environ une fois sur cinq, les vaisseaux lymphatiques présentent une hypertrophie et une induration caractéristique, qui commence au chancre pour arriver plus ou moins près de la chaîne ganglionnaire voisine.

« Dans deux cent vingt-deux cas d'adénite indurée, Basseseau a noté quarante et une fois la lymphite. Cette lymphite s'observe surtout dans les régions où le chancre repose sur un réseau très-riche, superficiel et donnant naissance à un grand nombre de cordons lymphatiques. Elle précède généralement l'adénite. Cependant, elle peut n'être pas très-prononcée dans le principe et ne se montrer avec évidence qu'après le développement pathologique du ganglion...

« Le cordon lymphatique induré n'a pas un volume uniforme et constant. Il est quelquefois assez gros et assez saillant pour être appréciable à la vue, surtout à la surface de certaines muqueuses. Il suffit, dans ce cas, de tendre la muqueuse sur les lymphatiques, pour qu'elle se décolore tout le long de leur trajet, et alors ceux-ci se montrent sous forme de cordons blanchâtres, flexueux, serpentants.

« Dans les régions où les troncs lymphatiques côtoient une artère où une veine, l'engorgement peut s'étendre à tout le paquet vasculaire, mais c'est très-rare, et presque toujours alors on peut isoler le lymphatique plus engorgé et plus dur que les autres vaisseaux.

« Habituellement, ce n'est que par le toucher que l'on constate cet engorgement dur des cordons lymphatiques. En les saisissant entre les deux doigts, on les trouve quelquefois gros comme une plume de corbeau, quelquefois plus petits et d'un volume presque normal, mais d'une dureté caractéristique...

« La lymphite indurée se développe habituellement à l'insu des malades. Quelquefois ceux-ci éprouvent la sensation d'une corde tendue et douloureuse dans la direction des lymphatiques engorgés, avec besoin de soutenir et de relever la partie malade. La peau est rarement rouge ou érysipélateuse dans le voisinage, le tissu cellulaire sous-cutané ou sous-muqueux, dans les régions où il est lâche et abondant, a une certaine tendance à s'infiltrer et à devenir le siége d'un œdème dur.

« La marche de la lymphite indurée est presque toujours chronique. Sa durée est variable. On voit de ces lymphites se dissiper dans l'espace de trois ou quatre semaines, et dans quelques cas au contraire, on les voit persister encore quatre et même six mois après la contagion.

« La lymphite indurée se termine le plus souvent par résolution; il y a cependant des exemples de suppuration, avec formation d'une fistule lymphatique.» (Rollet.)

Ainsi le cordon, résultat de l'engorgement lymphatique qui coïncide avec le chancre infectant, suit ordinairement le trajet de la veine dorsale de la verge, plus rarement les faces latérales des corps caverneux. Il est dur, noueux par endroits, et roule sous le doigt qui le presse. Son volume peu considérable souvent, peut cependant atteindre des dimensions telles, qu'on aperçoit le lymphatique malade faisant saillie sous la peau. Cette lymphangite souvent n'est douloureuse, ni spontanément, ni à la pression, ce qui fait que souvent elle passe inaperçue, si la sensation d'une corde tendue sur le dos de la verge ne vient éveiller l'attention des malades. Elle coïncide avec l'adénopathie inguinale, et comme elle, se termine le plus souvent par résolution. Cependant la suppuration suivie de fistule lymphatique a été notée. Tels sont, brièvement énoncés, les faits qui ressortent des écrits de Sœmmering, Vacca Berlinghieri, Ricord, Bassereau, Rollet, Follin, Lancereaux, etc., etc., ainsi que des observations placées en tête de ce chapitre.

Mais, soit à cause du nombre restreint d'observations de lymphangites syphilitiques suppurées, soit pour tout autre motif, les auteurs se sont contentés d'étudier l'état du cordon lymphatique sans parler de la marche de l'abcès et de l'aspect qu'il présente une fois ouvert. C'est sur ce fait que M. Horteloup a appelé, dans ses leçons au lit du malade, l'attention de ses élèves, fait qui pourrait donner le change sur une autre affection d'une tout autre nature si on ne la connaissait pas. Il s'agit de l'abcès lymphatique ulcéré, qui, dans quelques cas, peut faire croire à un chancre du fourreau, mais à un chancre d'aspect particulier, le chancre ecthymateux. Voyons d'abord sous quel aspect se présente cette lésion croûteuse et ensuite nous nous efforcerons de montrer comment la confusion peut s'établir. Dans ce but, nous avons recours à la savante description de M. Fournier : « Lorsque le chancre syphilitique se produit sur une surface cutanée, il affecte assez souvent une forme spéciale, que n'offre jamais, que ne saurait jamais offrir le chancre des muqueuses. Il se présente sous l'aspect d'une lésion croûteuse, d'une croûte plus ou moins analogue à celle de l'ecthyma. On le dit alors chancre ecthymateux, mauvais mot, mauvaise dénomination qui donnerait à supposer que ce chancre procède comme l'ecthyma, c'est-à-dire débute par une pustule, pour aboutir à une croûte, ce qui est radicalement faux, le chancre en effet qui devient croûteux le devient à sa façon et d'une façon autre que l'ecthyma; il s'encroûte simplement parce que sa sécrétion se concrète à sa surface. Aussi serait-il plus convenable et plus juste de l'appeler simplement *chancre croûteux*. ...

« D'aspect, il se présente sous les apparences d'une croûte, croûte généralement isolée et circonscrite, large en moyenne comme une amande, comme une pièce de 20 ou de 50 centimes, croûte habituellement brunâtre ou brune, d'un brun sombre et parfois tacheté de stries ou de reflets verdâtres, croûte peu épaisse, mesurant tout au plus en épaisseur 1 à 2 millimètres, inégale comme sa surface, peu adhérente, se laissant facilement soulever par l'ongle et se détachant en quelques heures sous l'influence d'onctions huileuses, de cataplasmes, de bains, etc., etc. Cette croûte n'est qu'un masque à la surface du chancre. Détachée, elle laisse à nu une surface érosive, qui est le type accompli du chancre syphilitique, avec son fond plat ou légèrement bombé, avec sa teinte rouge de ton chair musculaire, avec son assise parcheminée, etc., etc..... » (Fournier.)

Maintenant que nous connaissons le chancre ecthymateux, et que nous savons sous quel aspect il peut se présenter, passons au malade qui fait le sujet de l'observation 15. On voit que l'abcès du fourreau de la verge, développé sur le trajet d'un lymphatique induré, a pris tous les caractères d'une ulcération syphilitique, comme on peut le constater sur la pièce moulée et déposée dans le musée de M. Horteloup. Là, l'ulcère qui a succédé à l'abcès présente une surface légèrement bombée, arrondie, de la largeur d'une pièce de 50 centimes, d'une teinte d'un rouge veineux entourée d'une aréole violacée. En outre, nous avons pu nous assurer que l'ulcération reposait sur une base indurée, et qu'en somme ce n'est que par la marche de la maladie qu'on pouvait la distinguer d'un chancre érosif. Si nous ajoutons que dans les observations 10, 11, 12, 13, 14, le chancre croûteux reposait sur le trajet d'un lymphatique engorgé, que ce lymphatique prenait naissance dans un chancre syphilique ulcéreux, situé soit sur le gland, soit sous le prépuce, et passait ensuite sous le chancre croûteux pour se diriger du côté des ganglions inguinaux, on verra que comme aspect, mais comme aspect seulement, on ne pouvait mieux comparer l'ulcération du lymphatique suppuré qu'à la surface d'un chancre ecthymateux dépourvu de sa croûte.

Voilà donc deux lésions qui, si l'on met à part leur mode d'évolution, se ressemblent complètement ; toutes deux, en effet, ont la même physionomie, toutes deux reposent sur le trajet d'un lymphatique engorgé. Elles sont tellement semblables que M. Horteloup s'est demandé si l'abcès lymphatique ne prenait pas cet aspect de chancre infectant sous l'influence du poison syphilitique qui passe par les absorbants de la verge pour agir sur l'économie entière, et si, dans la lymphangite syphilitique, il ne se passerait pas quelque chose d'analogue à ce qui se passe dans la lymphangite chancreuse. Nous avons vu, dans le chapitre précédent, que lorsque le chancre mou se compliquait de lymphangite de la verge, et que la lymphangite, par suite de l'introduction du principe virulent dans les lymphatiques, venait à suppurer, l'abcès formé prenait tous les caractères du chancre primitif qui avait été le point de départ de l'accident. Ici, dans la vérole, le vaisseau qui s'étend du chancre infectant aux ganglions inguinaux venant à s'engorger et à s'abcéder, l'abcès prendrait aussi les caractères de la lésion primitive. Ce sont là des vues très-judicieuses, il est vrai, mais qui ont besoin, pour être acceptées, de l'appui d'un plus grand nombre d'observations.

En outre, en voyant le chancre croûteux se compliquer si souvent de lymphangite, il était nécessaire d'examiner quels étaient les rapports existant entre ces deux lésions. On pouvait déjà prévoir que l'induration qui se trouvait à la base du chancre avait pour siége, comme dans tous les chancres infectants, le tissu lamineux sous-cutané, et principalement le *réseau lymphatique* (Robin); mais on ne pouvait rien savoir du vaisseau qui émergeait de la base du chancre et que l'on sentait à la palpation. L'examen microscopique de la lésion fut décidé par M. Horteloup, et, dans ce but, il enleva les chancres croûteux situés sur le prépuce aux malades qui font le sujet des observations 13 et 14. Ces maladesa d'ailleurs, devaient subir l'opération du phimosis.

M. Mayor, interne des hôpitaux, a bien voulu se charger de l'examen des pièces; malheureusement au moment où nous livrons le manuscrit à l'impression, nous ne connaissons pas encore les résultats obtenus.

Il est à peine besoin de parler du diagnostic de la lymphangite syphilitique. La présence d'un cordon partant d'un *chancre infectant* pour se rendre aux ganglions inguinaux empêche de la confondre avec la phlébite de la veine dorsale. L'inoculation jugera entre la lymphangite chancreuse et la lymphite syphilitique suppurée, et la marche de la maladie montrera si l'on a affaire à un chancre ou à un abcès lymphatique.

Le pronostic n'est grave qu'en ce que cette affection est l'indice de la vérole ; la maladie n'est sérieuse par elle-même que si, après avoir suppuré, elle se complique de fistule.

Le traitement de la lymphite syphilitique rentre dans celui de la syphilis constitutionnelle (Follin).

Nous terminons l'étude de ce chapitre en disant :

1° Que le chancre infectant peut se compliquer de lymphangite, lymphangite présentant des caractères à elle (dureté et indolence du cordon engorgé).

2° Que cette angioleucite syphilitique suppure rarement, que cependant la suppuration et l'établissement de fistule lymphatique a été notée (Bassereau).

3° Qu'on peut confondre l'ulcération consécutive à l'ouverture de l'abcès avec le chancre infectant, surtout la variété dite ecthymateuse.

INDEX BIBLIOGRAPHIQUE

ASSALINI. Essai médical sur les vaiss. lymph., 54.

ASTRUC. Traité des maladies vénériennes, t. III, p. 36.

BASSEREAU. Traité des affections de la peau symptomatiques de la syphilis, 1852.

BELAJEFF. Sur les vaisseaux lymphatiques du gland (Journal de l'anatomie et de la physiologie de Ch. Robin), 1866, p. 465.

BERTHERAND. Précis des maladies vénériennes, p. 125.

BINET. Thèse pour le doctorat.

CHEVALET. Thèse. Des phlegmons angioleucitiques, p. 24, 1875.

CULLERIER. Des affections blennorrhagiques ; leçons professées à l'hôpital du Midi, p. 20.

DESRUELLES. Traité pratique des maladies vénériennes, 1836.

FOLLIN. Pathologie externe, p. 585, t. II.

FOURNIER. Leçons sur la syphilis ; du chancre, V et VIe leçons, p. 152. Gazette des hôpitaux, 1862, p. 358.

HALLER. Duprœcipuarum corporis humani partium fabrica. Berne, 1778, t. I, p. 318.

LANCEREAUX. Traité historique et pratique de la syphilis, 1866.

MARCHAND et COLBERG. Muller's Archiv., 1838, p. 134.

MICHEL (de Strasbourg). Loc. cit.

MULLER. Tiedmann's Leitschrift, t. IV.

MUYS. Praxis medico chirurgica rationalis, 1695, p. 240.

NUCK. Operationes et experim. chirurg., experim. XXVIII, La Haye, 1733.

RICHET. Archives générales de médecine, 1841, t. II, p. 319.

— Traité pratique d'anatomie médico-chirurgicale, p. 471.

RICORD. Atlas des maladies vénériennes.

— Lettres sur la syphilis, 27e lettre.

— Traité pratique des maladies vénériennes, 1838. Leçons sur le chancre, 36.

ROLLET. Dictionn. encyclop. des sciences médicales (Bubon).

— Traité des maladies vénériennes (Lymphites).

ROBIN. Dictionnaire de médecine (Syphilis).

REYNAUD. Traité pratique des maladies vénériennes

SAPPEY. Anatomie, t. II (Lymphatiques).

TERRILLON. Progrès médical (17 janvier 1874).

Sœmmering. De morbis vasorum absorbentium corporis humani, 1795, § XXXV. Malum venereum.

Vacca Berlinghieri. Traité des maladies vénériennes, 1800.

Van Swieten. Comment. in Bœrhaavii, § 1228.

Velpeau. Archives de médecine, 1836, t. X, p. 12.

Valleix. Guide du médecin praticien, p, 696, t. III.

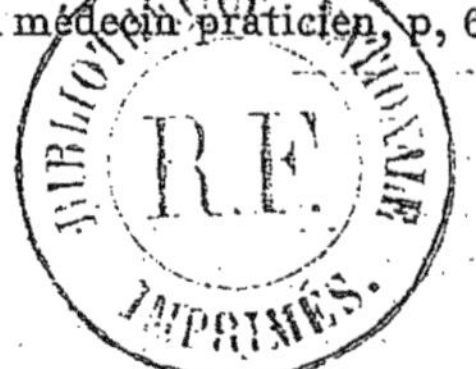

Paris, — A. PARENT, imp. de la Faculté de Médecine, rue M.-le-Prince, 29 et 31.

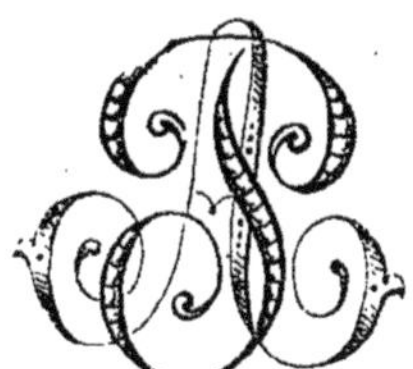

www.ingramcontent.com/pod-product-compliance
Ingram Content Group UK Ltd.
Pitfield, Milton Keynes, MK11 3LW, UK
UKHW020950180726
13838UKWH00003B/1245

9 782329 110370